Dietmar Zöller:

Wenn ich mit euch reden könnte ...

Ein autistischer Junge beschreibt sein Leben

Vorwort von Friedrich Specht

Deutscher
Taschenbuch
Verlag

dtv

Der Verlag hat auf redaktionelle Eingriffe verzichtet und veröffentlicht den Text genau so, wie er vom Autor geschrieben wurde (einzig die Rechtschreibung wurde in einigen Fällen den heutigen Regeln angeglichen). Auf ausdrücklichen Wunsch des Autors erscheinen einige Personen unter Pseudonym.

Im Text ungekürzte Ausgabe
Oktober 1991
Deutscher Taschenbuch Verlag GmbH & Co.KG,
München

ISBN 3-502-18885-8
Umschlaggestaltung: Celestino Piatti unter
Verwendung eines Fotos von Dietmar Zöller
Gesamtherstellung: C. H. Beck'sche Buchdruckerei,
Nördlingen
Printed in Germany · ISBN 3-423-11455-X

Das Buch

«Sprechen wollte ich. Im Kopf waren die Gesprächsbeiträge fertig ..., dann ging nichts, absolut nichts ... Da versagte meine Zunge. So ist es bis heute geblieben.» Dietmar Zöller ist Autist, als Kleinkind war er ein sogenannter «schwerer Fall». Doch Dank optimaler Förderung und Zuneigung durch seine Mutter konnte er das «Chaos im Kopf» überwinden. Da er nicht sprechen kann (außer mit seiner Mutter), schreibt er seit seinem achten Lebensjahr – vor allem Briefe an seine Verwandten und später an seine Lehrer und Betreuer. Er leidet unter seiner Behinderung, möchte oft ein anderer sein, beschäftigt sich intensiv mit Gott, mutet den Menschen um sich herum einiges zu; möchte das ändern und kann es nicht. Er ist mal voller Hoffnung und dann wieder zutiefst mutlos. Er hat sich ein großes Wissen angeeignet, um sich zu beweisen, daß er alles andere als dumm ist. Seit 1986 nimmt er an einem Fernkurs teil und lernt, was auf der gymnasialen Oberstufe unterrichtet wird. «Ich lerne gern, auch wenn ich es nicht beruflich anwenden kann. Meine Mutter hilft mir dabei. Mein Leben ist reicher geworden, seit ich auch Anspruchsvolles lernen darf.»
Dietmar Zöllers Aufzeichnungen und seine sehr persönlichen Gedichte belegen auf einmalige Weise, wie schwierig das Leben für einen autistisch Behinderten ist. Mit seinem Lebensbericht will er seinen Mitmenschen zeigen, was es heißt, behindert zu sein. Er will anderen Autisten helfen, indem er Verständnis für ihre Situation schafft. Und vor allem ist dieses Buch eine Liebeserklärung an die Mutter, die ihrem Sohn viele Jahre beistand und ihm half, selbständiger zu werden.

Der Autor

Dietmar Zöller kam am 2. Dezember 1969 als drittes Kind seiner Eltern in Balige/Sumatra zur Welt. In seinem vierten Lebensjahr wurde bei ihm Autismus diagnostiziert. 1970 kehrte die Familie nach Deutschland zurück.

Vorwort

Von autistischen Entwicklungsstörungen spricht man, wenn während der ersten 30–36 Lebensmonate eines Kindes Verhaltensweisen in Erscheinung treten, die auf eine schwerwiegende Beeinträchtigung bei der Koordination der einzelnen Sinnesbereiche schließen lassen. Oft sind von dieser Beeinträchtigung schon die frühen visuellen und auditiven Wahrnehmungen wie auch die Gleichgewichts- und Tastwahrnehmungen betroffen. Diese Beeinträchtigungen haben zur Folge, daß der betroffene Mensch die Wirklichkeit ungeordnet, verzerrt, unbegreiflich und als beängstigend erlebt.

Zu den Verhaltensweisen, die bei autistischen Entwicklungsstörungen zusammentreffen, gehören neben eingeschränkten Reaktionen auf Personen, Gegenstände und Situationen vor allem die Nichtbeachtung visueller und akustischer Reize, aber auch ungewöhnliche Reaktionen auf anscheinend unwesentliche Reize von außen. Diese Menschen bevorzugen Naherfahrungen durch Riechen, Tasten und durch Mundkontakt; sie ziehen sich zurück, sperren sich gegen Kontaktangebote oder reagieren aggressiv auf Kontakte. Verändern sich gewohnte Umweltbedingungen, so reagieren sie heftig, mitunter gar verzweifelt. Sie klammern sich an bestimmte Handlungsabläufe, zeigen ungenügende Beziehungen zum eigenen Körper, ihre Sprachentwicklung bleibt zurück.

Als ich Dietmar Zöller kennenlernte, war er sechs Jahre alt. Gut drei Jahre lang kam er mit seiner Mutter regelmäßig in meine Sprechstunde. Es ging dabei nicht in erster Linie darum, zu verstehen, was er leise und undeutlich sprach, sondern herauszuspüren, was er mit seinem ganzen Verhalten ausdrückte.

Dietmar Zöllers Entwicklung war schon sehr früh gestört worden. Er erkrankte in den ersten Lebensmonaten an Malaria, und es kam zu Komplikationen, die zu vorübergehendem Aussetzen von Atmung und Kreislauf führten. Das war offenbar eine wesentliche Ursache dafür, daß wichtige Funktionen seines zentralen Nervensystems geschwächt wurden.

Als ich ihn kennenlernte, konnte ich jedoch feststellen, daß er dennoch in vielen Entwicklungsbereichen bereits Fortschritte gemacht hatte. Der Grund dafür war, daß seine Mutter schon früh mit einer systematischen Förderung Dietmars begonnen hatte und es zu einer wechselseitigen Beziehung zwischen beiden gekommen war. Das große Problem lag aber nach wie vor darin, daß er gegenüber Menschen, die er nicht näher kannte, sofort eine Mauer aufbaute. Auch mir gegenüber war er vor allem auf Schutz bedacht, er verschloß sich oder verbarg sich hinter unruhigem Verhalten.

Dietmar Zöller konnte sich lange nicht in der Welt zurechtfinden, sondern sich nur vor ihr schützen. Und so konnte auch lange Zeit niemand ahnen, wie viel er trotzdem von seiner Umwelt in sich aufnahm. Auch ich sah damals vor allem das Zurückbleiben, gemessen an anderen Kindern.

Um so erstaunlicher ist es auch für den Fachmann, die wirkliche Entwicklung Dietmar Zöllers nachvollziehen zu können, wie er sie in diesem Buch selbst beschreibt. Ich gebe gerne zu, daß ich durch das, was Dietmar Zöller berichtet, einiges gelernt habe. Die Wissenschaft ist heute in der Lage, die Verhaltensstörung Autismus in verschiedensten Aspekten zu analysieren und zu definieren. Dietmar Zöller indes zeigt hier, was es für einen direkt Betroffenen bedeutet, mit den besonderen Schwierigkeiten einer autistischen Entwicklungsstörung fertig zu werden.

Dietmar Zöllers Buch läßt zweierlei erkennen: Wie die Welt von einem Kind erlebt wird, dessen Wahrnehmungen ungenügend koordiniert sind – und wie auch autistische Entwicklung eine Entwicklung zu unverwechselbarer Eigenständigkeit bedeutet, die man dann nicht mehr autistisch nennen muß.

Professor Dr. Friedrich Specht
Göttingen, im November 1988

Mein Leben als 18jähriger autistisch Behinderter

Ich bin ein autistisch Behinderter, wie er beschrieben wird. Viele Merkmale dieser entsetzlichen Krankheit habe ich überwunden, viele bestehen unverändert fort. Ich habe aber gelernt, damit umzugehen. Wenn ich meinen Zustand beschreiben soll, dann muß ich zugeben, daß ich im Handeln sehr eingeschränkt bin und viel Hilfe brauche. Mein Intellekt ist aber hundertprozentig in Ordnung, und in meinen Emotionen entdecke ich nichts Unnormales.

Es ist die Wahrnehmungsstörung, die mich beeinträchtigt. Ich sehe und höre zu viel und brauche darum mehr Ruhe als andere. Manchmal regt mich alles auf. Am meisten stört es mich, wenn Leute so maskenhaft sind und ihre Gefühle meinen verbergen zu können. Ich guck hinter die Fassade. Darum bin ich manchmal lieber allein. Die Menschen sind so anstrengend.

Ich will meine Gedanken und Gefühle zugänglich machen, um anderen Behinderten zu helfen. Wir Behinderten sind auch Menschen mit Gefühlen und Wünschen. Wir möchten, daß man nicht nur Bücher über uns schreibt, sondern uns anhört.

Wenn ich manche Bücher über Autismus lese, bin ich überrascht, wie viel die Leute richtig beobachtet haben. Vieles ist aber Unsinn. Ich kann manches Phänomen besser erklären, aus eigenem Erleben. Mich stört es gewaltig, wenn gesagt wird, diese Behinderten seien emotional gestört. Wie kann das sein? Sie müssen lernen, die Emotionen zu sortieren und zu benennen. Das Schlimmste ist, wenn man nicht weiß, was man fühlt.

Überhaupt ist Unterscheiden wichtig. Sonst bleibt alles ein Wahrnehmungsbrei. Die schlimmste Zeit meines Lebens war, als alles ungeordnet auf mich einwirkte und ich mich nicht retten konnte vor dem Chaos.

Ich habe mehr über meine Behinderung gelesen, als meine Eltern wußten. Es stand ja alles offen da, und ich nahm mir die Freiheit zu lesen, wenn keiner es sah. Als ich dann schreiben konnte, habe ich meine Gedanken und Gefühle formuliert. Gemalt habe ich auch, das war ein Ventil, um Spannungen loszuwerden.

Ich bekam immer größere Klarheit über mich. Ich merkte, daß ich nicht dumm bin, und ich entwickelte einen großen Haß gegen alle Leute, die mich für schwachsinnig hielten. Dieser Haß kostete mich die vertraute Schule, in der ich mich wohl gefühlt hatte. Wie war alles schwierig und hoffnungslos!

Was bilden sich die Gesunden bloß ein? Sie sehen die Fassade, aber nicht, was dahinter ist. Wie kann man nur so borniert, so kurzsichtig sein? Einmal habe ich vor lauter Wut einen Lehrer mit einem Apfel beworfen. Peinlich, peinlich. Aber wie sollte ich ihm zeigen, was ich von ihm hielt, da ich doch nicht sprechen kann.

Es ist mein Anliegen, für Autisten um Verständnis zu werben. Keiner ahnt ja, was es heißt, in der Wahrnehmung gestört zu sein.

Ich erinnere mich, daß früher alle Menschen eine krumme Nase hatten und ganz schlimm aussahen, auch meine Mutter, die ich später so liebte.

Menschen waren Ungeheuer, Fettgebilde ohne Konturen. Schlimm waren auch die Geräusche, nicht zu ertragen. Alle redeten durcheinander, kein Anfang und kein Ende war zu erkennen. Im Ausland ist es nicht schlimmer, wenn man keine Sprachkenntnisse hat. Ich hatte damals keine Freude, habe wohl auch meist geweint, oft gebrüllt wie ein Tier. Ich war andererseits ohne Gefühl. Ich spürte keine Liebe, Berührungen waren unangenehm; sie waren so unbestimmt, eigentlich nicht da. Ich kann das gar nicht richtig beschreiben.

Als ich meine Mutter kannte, wurde vieles besser. Ich hatte Glück und wurde richtig gefördert. Langsam bekamen die Dinge Konturen. Ich lernte viel und wurde ruhiger.

Wenn ich autistischen Kindern begegne, denke ich immer, daß jemand mit ihnen üben müßte. Anders läuft da nichts.

Oft habe ich mich gegen das Üben gewehrt, aber ich weiß heute, daß es sein mußte. Meine Mutter hat zum Glück nicht nachgegeben. Sie hat auch meine Abwehr und Zwiespältigkeit ausgehalten und viel

Kritik von allen Seiten. Leute, seid vorsichtig mit Verurteilungen. Macht's nach, dann können wir uns wiedersprechen.

Wenn ich nicht gefördert worden wäre, stände es schlimm um mich. Ein Leben im Chaos bedeutet nämlich, daß man eine Zumutung für die Mitmenschen darstellt. Ich habe wohl wahnsinnig geschrien. Meine Mutter hatte keine Ruhe, weder tagsüber noch in der Nacht. Ich kann mich nicht an alles erinnern, aber einmal habe ich die Tränen meiner Mutter entdeckt. Aber ich konnte nicht still sein. Ich hatte keine Kontrolle über mich. Etwas nicht wollen, zum Verrecken nicht wollen, und es doch tun müssen, wie von einer unsichtbaren Macht bestimmt, das ist Tragik.

Wie oft wollte ich mich ändern. Ich glaubte fest daran, und dann ging es doch nicht.

Meiner Mutter sagte ich dann: «Du mußt noch eine Prüfung machen», und dabei hatte sie die Prüfung längst bestanden. Es war eine Ausrede für mich, der ich etwas wollte und nicht konnte.

Sprechen wollte ich. Im Kopf waren die Gesprächsbeiträge fertig. Ich wußte sogar, wie mein Gegenüber reagieren würde, und dann ging nichts, absolut nichts. Oft habe ich ein Gespräch phantasiert, so, wie es hätte laufen können. Meine Mutter wußte bald nicht mehr, was stimmte. Mit ihr konnte ich reden, mit anderen ging es nicht. Da versagte meine Zunge. So ist es bis heute geblieben.

Ich weiß nicht, was es ist, was das Sprechen so

schwer macht. Als ich nachsprechen mußte, konnte ich es lange nicht. Ich wußte einfach nicht, wie es ging. Irgendwann fiel der Groschen. Trotzdem klappt es in der Situation nicht. Aber ich will es schaffen. Ich könnte doch angemessen reagieren, denn ich kann mich doch in andere einfühlen. Ohne Sprache bin ich trotzdem nicht, da ich viel schreibe.

Wenn ich reden könnte, müßte ich mich gewaltig umstellen. Die Gedanken sind frei, aber sagen darf man nicht alles. Ich bin in meinen Gedanken oft bissig und hart. Ich denke die Wahrheit, sagen darf ich sie nicht, denn die Wahrheit kann verletzen, kann Menschen kaputtmachen. So bin ich ein bequemer Zeitgenosse und fordere niemanden heraus.

Das Leben als Behinderter bietet einen Schutz, weil man gar nicht für voll genommen wird. Soll ich das aufgeben? Kann ich es aufgeben? Ich weiß es selbst nicht. Wenn doch einer käme und es als geschehen ansähe. Vielleicht würde ich dann wieder feststellen: «Verloren habe ich den Kampf.» Das schrieb ich, als ich merkte, daß ich mich meiner Mutter nicht mehr entziehen konnte. Damals hatte sie mich so weit aus meinem Käfig gelockt, daß ich nicht mehr zurück konnte.

Ich habe früh gemerkt, daß ich behindert bin. Die Ärzte dachten ja, daß ich nichts mitbekomme. Vokabeln wie zerebrale Schädigung und Hydrozephalus kannte ich, bevor ich sie aussprechen konnte. Ich merkte ja auch, daß ich schwach war. Als ich den ersten freien Schritt wagte, war ich drei Jahre alt. Ich hatte so wenig Kraft, daß ich mich alle paar Schritte zu Boden fallen ließ. Das Leben war Mühsal, es war eine Qual für mich und meine Mutter, die mich tragen mußte, wenn ich nicht mehr laufen konnte.

Als ich bereits lesen konnte und schon viel vom Leben verstand, wollte ich sterben. Ich fand das Leben nicht gut. Es war im Urlaub in Schweden, als das Wasser mich magisch anzog. Wir hatten ein Ferienhaus am Vänernsee, hoch über dem Wasser. Man mußte über Felsen klettern, um ans Wasser zu kommen. Meine Mutter spürte instinktiv, was los war.

Einige Wochen vorher hatte ich Angst, meine Mutter wäre tot. Sie wurde operiert, und ich durfte sie nicht besuchen. Als ich sie wiedersah, war sie so bleich wie eine Tote. Ich konnte den Anblick lange nicht ertragen. Folge: Blickkontakt üben, was ich so liebte. Da bin ich bei meinem Lieblingsthema. Warum muß man Blickkontakt üben, wenn man immer zu viel sieht? Ich muß doch aufpassen, wie ich meine Augen einstelle, damit das Bild klar ist. Ich schaue Menschen und Gegenstände so lange an, wie es für mich geht. Beim Lesen ist es nicht anders. Es würde sonst alles durcheinandergeraten. Wenn ich Menschen lange angucke, weiß ich zu viel über sie.

Wie sich alles ändern kann. Ich lebe nun meist gern. Depressionen kommen nur noch selten vor. Als ich damals sterben wollte, gingen meine Eltern regelmäßig mit mir zu Professor Specht. Er verschrieb ein Medikament gegen Depressionen. Es war entsetzlich. Ich wurde ruhiger, war aber nicht mehr ich selbst. Es kam mir vor, als sollte ich ein Leben führen ohne meine Persönlichkeit, ein anderer sein, als ich war. Ich schrieb damals einen meiner ersten Briefe. «Ich will Dietmar bleiben», das schrieb ich, und Professor Specht hat es akzeptiert. Er hat mich ernst genommen. Das war wichtig für mich, ein Schlüsselerlebnis gewissermaßen.

Wie wichtig ist es doch, daß man als Behinderter wenigstens manchmal ernst genommen wird. Ich könnte Geschichten erzählen, wie man mich behandelt hat, als könnte ich nichts wollen. Wenn meine Mutter dann sagte, was meine Wünsche waren – sie wußte es ja, weil ich mit ihr sprach –, glaubte man ihr nicht. Das tat weh.

Mit Behinderten umzugehen, die keinen intellektuellen Schaden haben, aber trotzdem nicht ohne Hilfe leben können, muß besonders schwierig sein. Doof darf man sein, ein Krüppel auch, aber bitte nicht autistisch. Da machen viele Sonderpädagogen einen großen Bogen. Man soll zu den Schwerstbehinderten, weil man da angeblich am besten gefördert werden kann. Ich bin davor bewahrt worden, weiß aber genau, wer mich dahin haben wollte.

Ich konnte lernen, was ich wollte, weil meine Mutter mich ernst genommen hat. Wohl dem Autisten, dessen Mutter Lehrerin ist. Was ich kann, habe ich mir aber teilweise selbst beigebracht. Es gab ja Bücher genug bei uns. Vieles habe ich einfach mitbekommen, wenn meine Brüder lernten. Oft habe ich gelesen, was auf den Schreibtischen herumlag.

Daß ich jetzt über einen Fernkurs alle Fächer der

Oberstufe lernen kann, hilft mir sehr, mein Leben nicht mehr als hoffnungslos anzusehen. Zwar kann ich keine Prüfung machen, aber ich bekomme meine Aufgaben von fremder Hand korrigiert zurück. Ich habe damit den Beweis, daß ich in meinen intellektuellen Möglichkeiten nicht eingeschränkt bin.

Ich habe viele Reisen gemacht und genieße solche Unternehmungen. Das Reisen hat mir viel gebracht. Als ich noch größere Schwierigkeiten mit der Wahrnehmung hatte, war ich manchmal überfordert. Es war dann zu viel auf einmal, was ich verarbeiten mußte, und oft gab es keine geeignete Rückzugsmöglichkeit. Ans Meer sind wir zum Glück nicht mehr gefahren, nachdem ein solcher Urlaub einmal als Katastrophe endete. Meer und Sonne sind nichts für mich. Da dreh ich durch.

Als wir einmal in England und Schottland waren, habe ich Lust bekommen, mehr Englisch zu lernen. Das ging dann auch ganz gut, so daß meine Mutter mir zuliebe durchsetzte, daß ich am Englischunterricht teilnehmen durfte. Ich verstand mehr als alle anderen, aber ich konnte ja nicht sprechen. Ich fühlte, daß man mir das nicht zutraute, und damit war es aus. Ich konnte mich nicht zusammennehmen. Einmal wollte man mich testen:

«Sit down, Dietmar» – «Come on, Dietmar!»

Es ging nichts, also verstand ich gar kein Englisch. Das war doch wirklich eine Zumutung für die armen Schwerbehinderten in der Gruppe. Ich nahm dann nicht mehr am Unterricht teil und lernte zu Hause mit meiner Mutter oder allein. Französisch lerne ich auch. Da bin ich aber noch nicht so fit wie in Englisch.

Ich werde von vielen Menschen als Zumutung angesehen. Da werden meine Eltern bedauert, weil sie mich täglich ertragen müssen. Mein Lehrer wird bedauert, weil er so einen komischen Schüler mitziehen muß. Und wenn dann noch der Pfarrer in der Kirche von dem Leiden der Eltern spricht, die ein behindertes Kind bekommen haben, dann glaub ich selbst, daß ich besser nicht da wäre.

Wozu sind wir Autisten da? Wir passen nicht in die Konzepte der Verantwortlichen. Das stimmt sogar. Aber können wir etwas dafür? Einem Körperbehinderten macht man doch seine Körperbehinderung auch nicht zum Vorwurf.

Ich will aber leben, und ich will nicht am Sinn meines Lebens und Leidens zweifeln. Vielleicht kann ich ja etwas bewegen, indem ich schreibe und damit auf das Problem der Autisten hinweise. Ich glaube auch, daß mein Leiden schon Gutes bewirkt hat. Menschen sind meinetwegen rücksichtsvoller und hilfsbereiter geworden. Ich merke deutlich, wenn jemand seine Einstellung ändert. Daß meine Brüder als Zivildienstleistende mit Behinderten arbeiten, freut mich und hat gewiß etwas mit mir zu tun. Ich suche den Sinn meines Lebens und gebe nicht auf weiterzusuchen. Es muß doch einen Sinn gehabt haben, daß ich nicht gestorben bin, obwohl ich als Baby einmal klinisch tot war.

Ich möchte meine Briefe und was ich sonst noch geschrieben habe, einem interessierten Leserkreis zugänglich machen. Vielleicht hilft es, autistisch Behinderte besser zu verstehen. Ich habe eine Entwicklung gemacht, das merke ich selbst, wenn ich alte Briefkopien lese. Hoffentlich wird aber niemand traurig, der ein autistisches Kind hat und keine Fortschritte sieht.

1976/1977

Meine ersten Briefe

Meine ersten Briefe schrieb ich in großer Schrift mit Filzstift, jedes Wort in einer anderen Farbe. Es war mehr eine Spielerei. Als ich Antwort bekam, machte es Spaß. Auch meiner Mutter habe ich Botschaften geschrieben, während sie mit mir Übungen machte. Ich schrieb dann einfach etwas anderes, als ich sollte. Ich habe manchmal gekritzelt wie ein Kleinkind.

Briefe haben mein Leben reicher gemacht. Ich merkte, daß ich was mit Menschen anfangen konnte.

25. September 76

«Verloren habe ich den Kampf.»

Das schrieb ich, als ich merkte, daß ich mich meiner Mutter nicht mehr entziehen konnte.

Juni 77

Lieber Herr Dang,

Haben Sie Mama einen Rat gegeben? Mama hat Sie einmal angerufen. Da lag etwas vor. Mama hat mich ausgefragt. Das habe ich nicht verkraftet...

Holen Sie sich bei Mama Anerkennung? Meine Mutter ist mutig. Jeden Tag hat mich die alte Ziege traktiert. Marlies kann immer gut mit mir umgehen. Wann kommen Sie? Ich freue mich.

Gruß Dietmar

Herr Dang ist Diplompsychologe und spielte seit meinem dritten Lebensjahr für mich eine wichtige Rolle. Anfangs war er eher mein Feind, weil er meine Mutter anstiftete, mit mir zu üben. Später wurde er mein Freund, nachdem er uns einige Male besucht hatte. Seine Methode, die Verhaltenstherapie, durchschaute ich bald. Irgendwann wurde das langweilig, und ich war froh, als sich meine Mutter etwas anderes einfallen ließ. Sie lockte mehr und mehr meine Gefühle heraus.

30. November 77

Lieber Doktor Specht,
Ich habe mich sehr undankbar benommen. Ich merke, daß Sie lieb sind.

Dietmar

14. 1. Ich war in einem dunklen Bunker allein und einsam und hatte Angst vor Gespenstern. Ich hoffte, Mama würde kommen.

14. 1. Einmal hat ein Ungeheuer mich angegriffen. Da bin ich vor Angst bald gestorben. Da habe ich mich mit dem Ungeheuer unterhalten. Da hat es geschrien: «Du anderes Kind. Sei doch kein Angsthase.» Da habe ich mich geschämt – und bin aufgewacht.

15. 1. Einmal wollte ich eine Hundehütte bewohnen. Da konnte ich nur noch bellen wie ein Hund. Da kam ein Hund und bellte mich an, und ich konnte ihn verstehen.

16. 1. An einem Wintertag war ich allein und traurig zu Haus. Da kam eine Maus und sah mich an so wie ein Mensch. Sie sagte: «Du hast eine komische Anwandlung. Du bist bekloppt und hast keine Nerven wie die anderen Kinder.» Da lief die Mama an mein Bett und tröstete mich.

17. 1. Heute habe ich geträumt, daß ich ein Habenichts war. Ich hatte nur eine Hose und ein Hemd und war allein und einsam. Dann war ich so unglücklich, und Mama hat mich getragen wie ein Kind, und das war eine Liebe und Zärtlichkeit. Dann bin ich aufgewacht.

18. 1. Heute habe ich geträumt, daß ich Mama geheiratet habe.

19. 1. Mein Traum: Ich war eine Maus und besuchte eine andere Maus. Die Maus wollte mich aber nicht ins Haus lassen. Da habe ich gedacht, ich bin so himmelschreiend häßlich, daß die Maus Angst vor mir hat.
Einmal war ich mutterseelenallein in einem Wald. Da hat mich ein Ungeheuer getroffen. Es hat gesagt: «Du bist nicht so mutig wie deine Brüder. Du bist eine Made und nicht liebenswert.» Da mußte ich immer weinen. Da ist Mama gekommen und hat mich getröstet.

20. 1. Ich habe geträumt, daß ich Quatsch gemacht habe.

Einmal war ich im Keller. Da war eine Maus, die reden konnte. Sie sagte: «Du mußt nicht immer heulen. Deine Mutter merkt, daß du dich drücken willst.» Da dachte ich: daß Mutter alles merken muß.

21. 1. Ich habe geträumt, daß Mama uns verlassen hat. Ich habe große Angst gehabt. Das wäre ein Unglück gewesen. Ich habe niemanden mehr, der mich verstanden hätte.

22. 1. Einmal habe ich geträumt, daß ich mich beschissen habe. Ich habe gedacht, ich bin so böse, daß Mama mich haßt. Aber Mama hatte meine Angst gemerkt und mich immer noch lieb. Ich habe gemerkt, daß Mama mich armen Jungen lieb hat.
Heute habe ich geträumt, daß ich Mama geheilt habe von ihren Qualen.

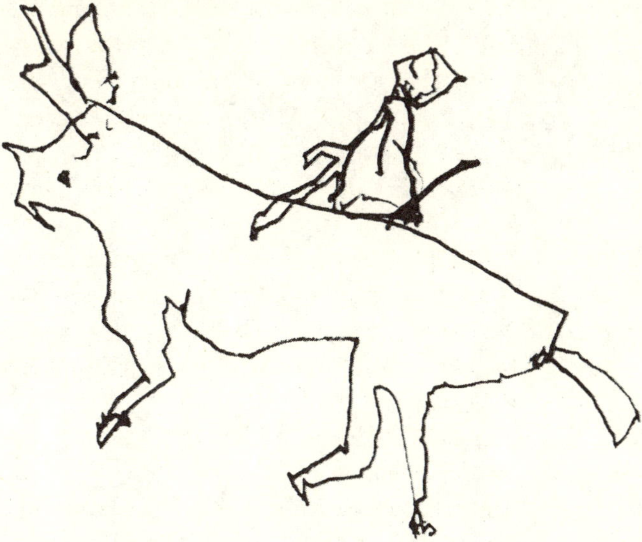

Der Ziegenbock bin ich. Mama ist der Affe und reitet auf mir und treibt mich an. 18. 3. 77

23. 1. Einmal habe ich gewagt, gesund zu leben. Da habe ich gemerkt, das ist eine unbequeme Sache. Mama hat mich nicht mehr so lieb und hat nicht so viel Geduld. Ich bin ein undankbarer Junge. Ich will behindert bleiben.

26. 1. Ein ganz böser Junge hatte einen Traum. Er hat geträumt, daß er in der Schule in die Hose gemacht hat. Er dachte: Ich mache in die Hose, damit ich nicht lernen muß.

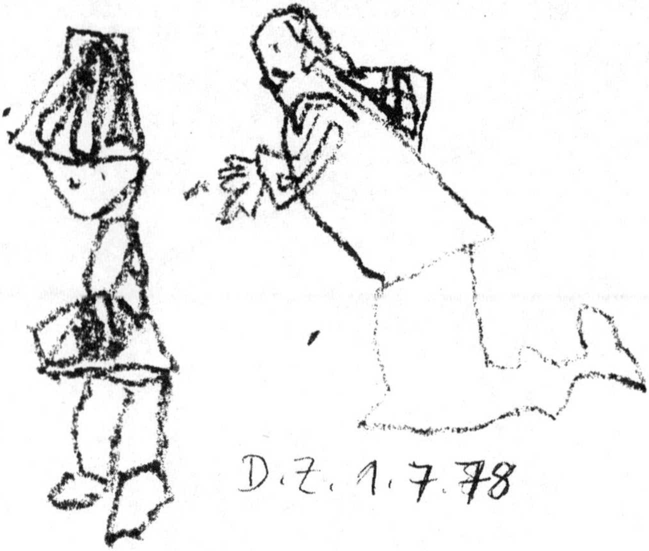

Muß ich armer Tropf
suchen meinen Kopf
bin beladen mit Komplexen
und verfolgt von alten Hexen.
1. 7. 78

Aber das war nicht gut, denn Mama ist so lieb und gibt nicht auf.
Ich hatte einen Traum. Ich war in einer großen Wut und wollte mich umbringen.

27. 1. Ich habe geträumt, daß ich mit Kindern ganz normal reden konnte. Ich habe gemerkt, daß das nicht so anstrengend ist. Ich muß nur die Angst überwinden. Ich

bin nicht so behindert wie die anderen Kinder in der Gruppe. Die merken nicht, wie ich sie beobachte.

27. 1. Einmal wollte ich von zu Hause weg. Da habe ich nicht den Mut gehabt und an die arme Mama gedacht.

2. 2. Heute habe ich geträumt, daß ich Mama hasse, weil sie Herrn Sleegers unterstützt. Ich habe Mama lieber als Lehrerin.

8. 2. Heute habe ich geträumt, daß ich mich töten wollte.

23. 2. Ich hatte Hunger und fand nichts zu essen. Da kam mit Gebrüll eine Katze. Die war ungeheuerlich. Ich habe um mein Leben gezittert. Mutter hat sich einen guten Tag gemacht.

(Hans Sleegers wurde vom Schulamt bestimmt, mir Hausunterricht zu geben. Er merkte bald, daß ohne meine Mutter nichts lief. Er akzeptierte das und arbeitete mit meiner Mutter gut zusammen. Lesen und Schreiben hatte ich schon bei meiner Mutter gelernt, als er seine Arbeit aufnahm. Wir wurden gute Freunde, aber so gut wie meine Mutter konnte er mich nicht fördern. Das hat er neidlos anerkannt.)

1978

19. Mai 78

Ein Tag in der Schule
Ein Junge hat gesagt: «Du tickst nicht richtig.» Ich habe mich geärgert und um mich geschlagen. Der doofe verrückte Kerl. Bildet sich was darauf ein, ein Gesunder zu sein.

(Damals ging ich mit Herrn Sleegers manchmal in eine Schule für Lernbehinderte.)

Ich habe kein Leben ohne Eindrücke.
Ich habe keine Ruhe.
Ich wollte, ich könnte mich ändern.
Dann machte ich einen Sprung und wäre normal.

Juni 78

26. November 78

Liebe Finkings,
Kommt doch bitte am Samstag. Ich lade nur Euch ein, weil ich keine Freude an großen Festen habe. Freunde habe ich auch nicht. Ich will aber kein Mit-

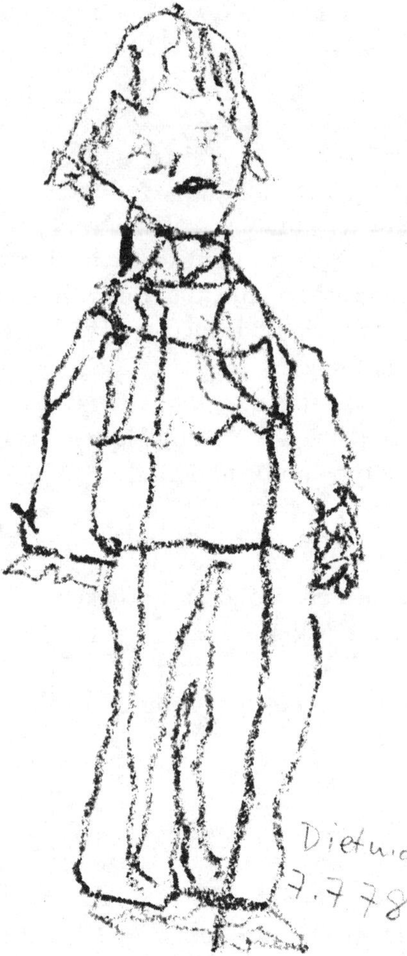
Dietwa.
7.7.78

leid. Freut Euch nicht zu früh, denn ich benehme mich oft daneben.

Dietmar

(Tante Ruthild und Onkel Heinz Finking sind meine Paten. Sie waren bei meiner Taufe dabei. Getauft wurde ich in einer Kirche auf Sumatra/Indonesien.)

28. November 78

Lieber Herr Dang!
Am liebsten möchte ich mich mit Ihnen treffen, um Ihnen zu sagen, daß Mama sich kaputt sorgt wegen des Examens. Wenn das nicht bald ein Ende hat, drehe ich durch. Mutti ist aber so gut vorzensiert, daß nichts passieren kann.

Gruß Dietmar

Dezember 78

Lieber Professor Specht,
Am Samstag habe ich mich wieder geärgert. Alle interessieren sich jedenfalls für die tüchtige Mutti, die ein Glanzexamen* gemacht hat. Ich möchte auch Erfolg haben, aber ich kenne meine Grenzen. Jede Leistung muß Mutti erkämpfen. Frohe Weihnachten

Dietmar

* Meine Mutter machte im Dezember 78 ihr zweites Examen für den Schuldienst am Gymnasium.

25. Dezember 78

Lieber Dietmar!
Ich habe mich sehr darüber gefreut, daß Du mir zu Weihnachten geschrieben hast.
Es tut mir leid, daß Du Dich bei Deinem letzten Besuch in Göttingen nicht wohl gefühlt hast, weil ich mir so viel Zeit für Deine Mutter genommen habe. Sie benötigt meinen Rat. Ich muß aber noch lernen, Dich besser zu verstehen. Ich kann das aber nicht ohne Deine Hilfe. Es gelingt mir vielleicht besser, wenn Du mir vor Deinem nächsten Besuch in einem Brief schreibst, was Dir besonders wichtig erscheint.
Ich wünsche Dir für das kommende Jahr 1979, daß Du mit dem, was Dir gelingt, zufrieden sein kannst.

Dein F. Specht

26. Dezember 78

Liebe Oma und lieber Opa!
Vielen Dank für die Geschenke. Ich freue mich, kann das aber nicht zeigen wie andere Leute. Dann sind alle enttäuscht. Das ist schrecklich. Wie soll das nur werden? Mama will mich ändern, das geht aber nicht.
Mutti läßt mir keine Ruhe, ich muß weiterschreiben.

Viele Grüße Dietmar

26. Dezember 78

Lieber Herr Dang!
Sie haben meinen Brief nicht beantwortet. Das finde ich beschissen. Ich schreibe Ihnen nie wieder. Sie müssen mich doch verstärken. Sie sind kein guter Verhaltenstherapeut.

Gruß Dietmar

27. Dezember 78

Liebe Oma, lieber Opa!
Mit großer Freude habe ich Schlimmer von Euch genommen, was ich kriegen konnte. Ich bin aber nicht undankbar, nur sehr gestört und eifersüchtig auf die tüchtige Mutti.
Am liebsten möchte die Familie mich weghaben, weil ich so schreie. Ich bringe alle zur Verzweiflung, Mama kann nicht mehr so geduldig sein wie früher. Sie hat sich gewandelt.

Gruß Dietmar

27. Dezember 78

Liebe Tante Gudrun!
Vielleicht denkst Du, ich bin undankbar. Das stimmt aber nicht. Ich kann das nur nicht zeigen und benehme mich daneben. Vielleicht lachst Du mich aus. Das macht nichts. Du bist nett, aber unheimlich stur und nudelig. Am liebsten möchte ich Dir ein Kleid schen-

ken, das nicht so hängt und den Eindruck erweckt, daß Du schwanger bist. Ich bin ehrlich, sei mir nicht böse.

Gruß Dietmar

28. Dezember 78

Liebe Tante Erna!
Vielen Dank für die zehn Mark. Ich kaufe mir dafür einen Ball. Meiner ist kaputt. Du bist eine liebe alte Tante, die ich mag.

Dein Dietmar der Bekloppte

München, 27. Dezember 78

Lieber Dietmar!
Nun ist es fast ein Monat her, daß Du mir geschrieben hast, und erst heute komme ich dazu, Dir zu antworten. Wie Du siehst, habe ich eine Karte für Dich gewählt, die Dich vor Weihnachten erreichen sollte. Nun kommen die guten Wünsche zum Weihnachtsfest nachträglich, und ich kann nur hoffen, daß die Wünsche zum Neuen Jahr nicht zu spät eintreffen. Ich hoffe, daß Du ein schönes Weihnachtsfest mit vielen Geschenken und richtiger Atmosphäre hattest. Mutters Prüfung ist ja nun wohl vorüber. Ich denke, daß wir uns im kommenden Jahr wiedersehen, wahrscheinlich in Stuttgart. Darauf freue ich mich und grüße Dich herzlich,

Hans P. Dang

30. Dezember 78

Lieber Professor Specht!

Ich habe mich gefreut, daß Sie mir geschrieben haben. Ich benehme mich so schlimm, daß Mutti schon geweint hat, die Brüder auch. Alle sind kaputt und haben genug von mir.

Ich bin ein Schuft.

Habe ich noch eine Chance, wenn Mutti berufstätig ist? Sie macht Karriere auf meine Kosten, diese Ehrgeizige. Was soll ich nur machen? Ich bin doch auf sie angewiesen.

Mutti ist ganz verzweifelt meinetwegen. Sie wird nicht mehr mit mir fertig. Das hat sie nun davon. Wie kann man nur so eine Streberin sein und Examen mit Auszeichnung machen.

Hoffentlich können Sie alles lesen. Ich habe so schlecht geschrieben, um Mutti zu ärgern, die alte Lehrerin, die mich lehren will, gut zu schreiben. Das will ich alles nicht. Ich grüße Sie herzlich.

Dietmar

(Als meine Mutter in den Schuldienst ging und auch noch Examen machte, dachte ich, es sei alles aus für mich. Ich wollte verhindern, daß sie Erfolg hatte, liebte sie aber trotzdem. Als sie Examen hatte, es war kurz vor Weihnachten 78, war ich unausstehlich. Ich konnte aber nichts dagegen machen. Heute tut mir das leid.)

1979

Im Januar 79

Lieber Dietmar!
Ich danke Dir für Deinen langen Brief. Ich konnte alles ohne große Mühe lesen.
Du schreibst, wie schwierig es für Dich ist, daß Deine Mutter mit ihrer Ausbildung und ihrem Examen einen eigenen Weg gegangen ist. Es kommt Dir vielleicht so vor, als hätte sie Dich damit allein gelassen. Deswegen bist Du ärgerlich, so daß alle es auch merken müssen.
Ich glaube aber, es ist in Wirklichkeit eine Chance für Dich, wenn Mutter auch noch andere Aufgaben hat. Solange zwei Menschen sehr aufeinander angewiesen sind, können sie oft nicht feststellen, daß sie auch allein stark sind. Ich meine, daß auch Du stärker bist, als Du selber denkst. Deine Chance ist, auch eigene Schritte ohne Mutter zu unternehmen.
Schreib mir bitte, ob ich Dich richtig verstanden habe.

Herzliche Grüße Dein F. Specht

1. Januar 79

Mein lieber Dietmar!
Ganz überrascht waren Opa und ich, daß Du so prompt meinen Wunsch, uns doch einmal zu schreiben, erfülltest. Ich finde so einen Briefwechsel ganz toll und möchte Dich doch bitten, uns von Zeit zu Zeit mit so einem Brief zu erfreuen. Ich hebe die Briefe sorgfältig auf, und wenn Du später die Briefe mal wieder in die Hand bekommst, muß das doch für Dich ganz interessant sein. Würdest Du das tun? Wir würden uns riesig freuen. Obwohl Ihr ja oft kommt, eine Zeitlang geht das ja noch, solange Ihr in Bethel wohnt.
Aber mir fällt immer auf, daß ich mit jedem einzelnen meiner Enkel in den kurzen Stunden gar nicht zu einem Gespräch komme. Vielleicht machen Gernot und Rüdiger das dann auch nach. Wenn Ihr erst in Stuttgart wohnt, hoffe ich das doch ganz bestimmt.
Aber das wollte ich Dir doch noch sagen. Papa, Mama und Deine Brüder haben Dich lieb und wollen Dich keineswegs weg haben, wie Du schreibst. Da denke immer dran, vielleicht hilft Dir das, damit Du nicht mehr so schreist. Weihnachten übrigens warst Du doch sehr ruhig und besonders fröhlich, was uns sehr gefreut hat.
Nun laß Dich ganz lieb grüßen. Auch schöne Grüße an Deine Eltern und Geschwister.

Deine Großeltern aus Eidinghausen

3. Januar 79

Lieber Herr Dang!
Heute bin ich wieder unausstehlich. Ich heule wie eine Sirene. Meist habe ich damit Erfolg, und die Leute lieben mich nicht mehr. Dann bin ich bedauernswert und möchte nicht lungern wie ein Hund. Marlies ist jetzt immer nervös und ungeschickt. Sie hat heute eine penetrante Art, mich zu angeln und zu ködern. Alles nur schlechtes Gewissen. Als sie Examen hatte war es aus mit der Tropenhitze.

Zwei Tage später:
Heute war ich mit Mutti und Tante Ulla in der Stadt. Das war ein langer Weg. Aber ich kann das aushalten. Ich kann ausdauernd laufen. Das macht Spaß. Ich bin doch so lufthungrig. Haben Sie Schnee gehabt? Ich heule immer und bin knatschig. Mutti tut mir leid, die arme Seele. Die hat immer Sorgen.

Gruß Dietmar
Danke für die Karte

7. Januar 79

Liebe Oma, lieber Opa!
Vielen Dank für den lieben Brief. Ich liebe Euch und komme gern zu Euch nach Eidinghausen. Marlies und Klaus lieben mich. 2 Mal haben sie mich aber schon verstoßen. Als ich naß war und die Hose voll hatte, hat Vati meist unbeherrscht reagiert. Mutti ist kontrollierter.

Ich habe Unsinn geschrieben, ich dummer Bengel. Sie lieben mich doch alle. Ich bin nur unverschämt. Mama muß viel aushalten, die Arme. Sie ist ein Nervenbündel.
Wie geht es Euch? Lebt wohl, liebe Großeltern.

Gruß. Zankt Euch nicht. Dietmar

Im Januar 1979

Lieber Dietmar,
über Dich habe ich mich im neuen Jahr 1979 sehr gewundert und gefreut. Denn ich bekam einen Brief von Dir, so daß wir beide uns jetzt richtig unterhalten können, indem ich Dir auch schreibe.
Weißt Du, Dietmar, Weihnachten in Eidinghausen hast Du oft ganz fröhlich uns alle, die wir da waren, angelacht. Deshalb finde ich gar nicht, daß Du undankbar warst. Ich jedenfalls habe das nicht gedacht. Übrigens, Du hast mir geschrieben, daß Du mein weites rotes Kleid doof findest. Das ist ja nun schade, daß Du es nicht leiden magst, aber ich finde es schön. Geht Dir das auch manchmal so, daß Du etwas schön findest und die anderen es aber gar nicht schön finden? Ärgerst Du Dich dann, oder denkst Du dann: die anderen wissen ja gar nicht, was schön ist? Eigentlich ist es doch ganz spannend, daß wir nicht alle gleich aussehen, dasselbe denken und kaufen, denn wäre es nicht so, dann wüßten wir ja schon immer über den anderen alles, was ich sehr langweilig fände. Ich habe zum Beispiel gar keine Ahnung, was Du am liebsten tust und was Du von all den Dingen, die Dir

den lieben langen Tag so begegnen, überhaupt ganz doof findest.
Schreibst Du mir darüber mal?
Ich muß gerade ganz viele Arbeiten schreiben für die Universität, aber ich würde viel lieber im Schnee wandern und rodeln.
Nun laß Dich schön grüßen und bestell Gernot, Rüdiger und Deinen Eltern auch Grüße,

Deine Gudrun

13. Januar 79

Lieber Professor Specht!
Ich danke Ihnen für den lieben Brief. Sie verstehen mich ganz gut. Ich sehe ein, daß ich selbständig werden muß. Marlies weiß das auch. Ich bin aber so widerspenstig und habe keinen eigenen Willen. Was soll nur aus mir werden? Mama ist auch überlastet mit solch einem schwierigen Kind.
Jeden Tag muß ich schreiben, sonst kann ich nicht alle Briefe beantworten, die ich bekomme. Jeden Tag warte ich auf Post. Das ist so aufregend. Heute hat Tante Gudrun geschrieben. Sie hat mich ernst genommen wie einen Freund.
Haben Sie Dank und lassen Sie sich grüßen

von Dietmar

22. Januar 79

Lieber Dietmar!

Vielen Dank für Deinen Brief. Es freut mich, daß ich Dich verstanden habe.

Bestimmt ist es kein leichter Weg für Dich, von Deiner Mutter unabhängiger zu werden. Du brauchtest sie für viele Hilfen eben länger als die meisten anderen Kinder. Nun ist es dann auch deswegen nicht so leicht, Mutter nach und nach mehr loszulassen.

Du hast aber schon viele selbständige Schritte unternommen und Deine eigenen Beziehungen zu anderen Menschen hergestellt. Deswegen glaube ich auch, daß es Dir weiter gelingen wird. Bis bald,

Dein F. Specht

14. Januar 79

Liebe Gudrun!

Du hast mich richtig ernst genommen wie einen Freund. Ich erlebe das nun zum dritten Mal. Weißt Du, wie das ist, wenn mich alle für bekloppt halten? Das ist schrecklich. Ich werde damit nicht fertig. Komm doch mal. Ich mag Dich auch im roten Kleid. Du hast recht, die Menschen sind verschieden. Das merke ich auch. Mama und Papa sind auch verschieden und doch beide lieb.

Gruß Dietmar

17. Januar 79

Liebe Oma und lieber Opa!
Ich habe mir ganz schön was eingebrockt. Mit so vielen Briefen habe ich nicht gerechnet. Niemals wollte ich tagtäglich Briefe schreiben. Mutti kann auch meine Kritik nicht mehr ertragen. Ich habe es auch zu schlimm getrieben. Mutti ist doch ganz in Ordnung. Sie muß sich so quälen. Ich bin wirklich ein Schwerenöter.

Gruß Dietmar

18. Januar 79

Liebe Tante Rosemarie*!
Du kannst Dir nicht vorstellen, wie unmöglich ich mich benehme. Ich bemühe mich, Marlies kaputtzumachen, damit die Schule sie entläßt. Sie ist so eine schlechte Pädagogin. Neulich hat sie geweint. Das ist doch wohl unbeherrscht. Wie kann so eine Hippe Lehrerin sein.
Ich bin Mutti immer noch eine Last. Sie hat keine gute Art mit mir. Vor der Ausbildung war das besser. Wie kann sich ein Mensch so ändern? Morgens liegt sie bis in die Puppen im Bett und muß dann zur Schule hetzen. So eine Organisation ist doch Scheiße. Mutti ist aber eigentlich doch nicht so schlimm. Der Bösewicht bin ich.

Viele Grüße Dietmar

* Rosemarie ist eine Freundin meiner Mutter. Sie kannte mich schon, als ich noch ein hoffnungsloser Fall war. Sie versteht mich gut, weil sie selbst viel durchgemacht hat.

3. Februar 79

Lieber Herr Dang!
Die Anrede habe ich schon vor Wochen geschrieben. Dann habe ich zwischendurch so viele Briefe geschrieben, daß ich Sie wohl vergessen haben muß. Aber ich werde mich bessern.
Mit dem Umzug wird es ernst. Vati räumt schon auf. Das will was heißen. Mutti hat heute ausnahmsweise Zeit. Nun will sie alles wieder gutmachen. Aber ich bin borstig wie immer. Kommen Sie doch mal. Alle Jahre wieder.
Ich möchte Sie einladen, weil ich Sie liebe wie einen Freund.

Viele Grüße Dietmar

2.–4. Februar 79

Lieber Professor Specht!
Das finde ich auch, daß ich von Mutter abhängig bin. Ich werde mich aber bemühen loszukommen. Wie ich das mache, weiß ich noch nicht. Am liebsten würde ich zu Ihnen kommen und zu Ihnen reden, wie ich schreibe. Aber ich bin so gehemmt. Wenn ich Mutter nicht hätte, wäre ich ein abgeschriebenes Kind. Auch Vater konnte mir nicht helfen. Er hat keine Ausdauer. Sie müßten mal kommen und sehen, wie es bei uns zugeht. Mama hat alles in dem Kopf. Bei ihr klappt alles, behandelt uns alle wie Schätze, als wären wir so lieb und gut. Jedenfalls habe ich Mutti unrecht getan. Sie freut sich so über jeden Erfolg in der Schule. Heute kam sie wieder so fröhlich

nach Hause. Ich gönne es ihr. Ich liebe keine Heuchelei: Trotzdem tue ich es – weil alle es tun. Am liebsten will ich Mama allein haben.
Mit Mutti kann ich gut arbeiten, weil sie konsequent ist. Wenn sie nur nicht so bekümmert wäre. Ich kann doch nichts dafür, daß ich so eine Null bin. Mutti muß sich damit abfinden.

Viele Grüße Dietmar

12./13. Februar 79

Liebe Gudrun!
Mich freut Deine Einstellung. Aber ich bin doch bekloppt. Mein Benehmen zeigt es doch. Wie soll das nur werden? Am liebsten möchte ich immer heulen. Aber die Familie hält das nicht aus. Abends bin ich so müde, daß ich nur noch heule. Ich schlage mich und bin unbeherrscht. Mama leidet sehr darunter. Ich habe Mitleid. Soll ich nicht lieber in ein Heim gehen? Ich wurde ja so gefördert, daß ich in keine Sonderschule passe. Alles großer Mist. Ich will doch zu Hause bleiben.

Gruß Dietmar

Februar 79

Lieber Herr Dang!
Ich bin so borstig, weil ich keine Hoffnung habe. Es ist doch unmöglich, eine Schule für mich zu finden. Warum soll ich mich dann anstrengen? Alles für die Katz. Froh bin ich aber über Ihre Freundschaft. Ich

habe sonst kaum Freunde. Wußten Sie, daß Mama eine arme ist, die auch keine Hoffnung mehr hat. Aber sie trägt's mit Fassung. Ich dürfte sie gar nicht so ärgern. Warum haben wir ein schweres Leben? Sie haben es voll kennengelernt. Bereuen Sie das nicht? Immer bin ich albern und unbeherrscht. Mit meiner Selbstkontrolle ist es nicht weit her. Ich habe auch keinen Unternehmungsgeist.
Ohne Mama kann ich nichts tun. Sie muß mich immer antreiben. Aber ich tu doch, was ich für richtig halte. Was ich schreibe, sind meine Gedanken. Ich denke viel nach.

Viele Grüße Dietmar

2. März 1979

Lieber Professor Specht!
Mit Filzstift kann man auf diesem Papier nicht gut schreiben. Als ich bei Ihnen war, habe ich mich unmöglich benommen. Ich habe Sie überrumpelt und an der Nase herumgeführt. Mit Mama habe ich das lange auch so gemacht. Nun geht es wieder besser. Leider habe ich Mama so geärgert, daß sie mich gehaßt hat. Wer will sie deswegen hassen? Wenn ich mich doch besser beherrschen könnte!
Wußten Sie schon, daß ich Karten male? 20 sind schon fertig. Das macht so Spaß, und dafür habe ich sogar Geld bekommen, 1 Mark.
Zu meinem Dank für Ihre Liebe. Sie mühen sich so, aber vergebens. Ich werde nie normal. Unser Leben ist eine Qual. Uns kann keiner helfen. Ich weiß es.

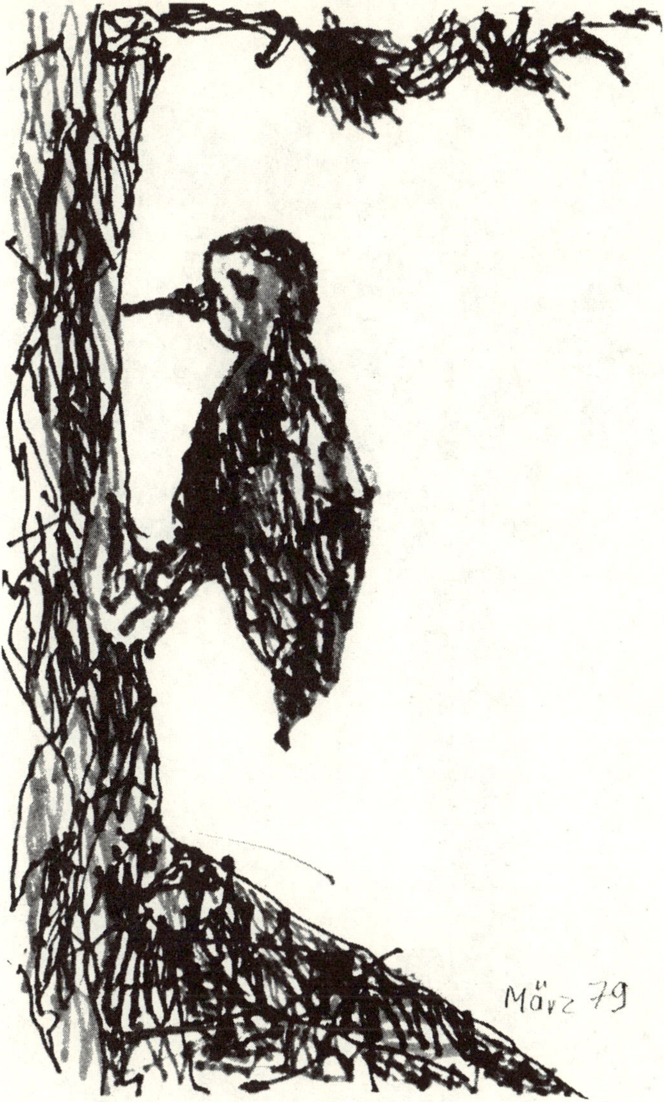
März 79

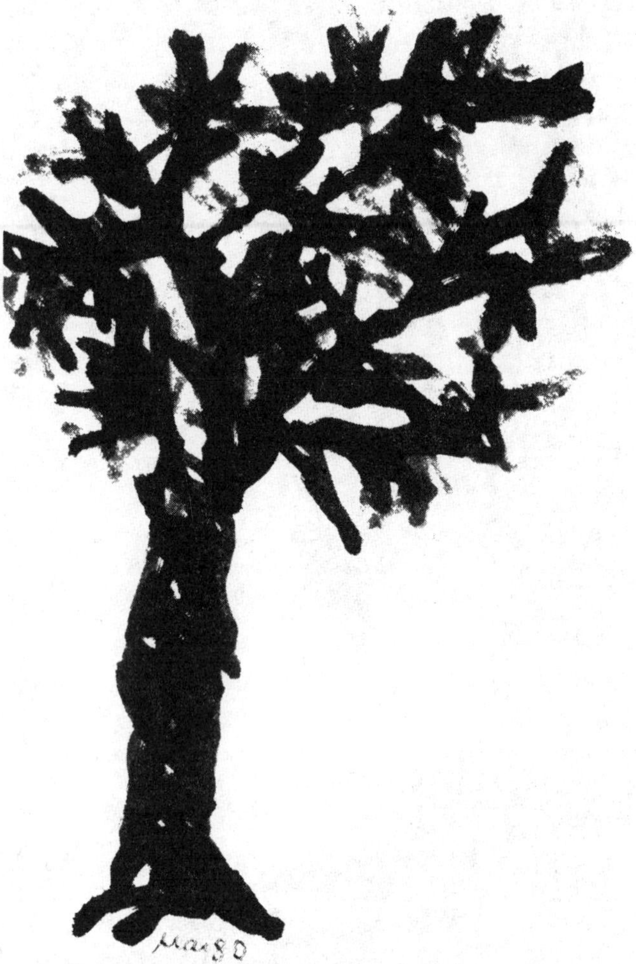
Mai 80

Mein Kugelschreiber ist verlorengegangen. Mit dem Bleistift geht es besser. Wollen Sie mich noch haben? Ich bin ein hoffnungsloser Fall. Wie soll Mutti das verkraften? Meine Oma versteht das alles nicht. Die kann Papa und Mama nicht helfen. Warum muß meine Familie so leiden? Mutti zeigt nicht, wie ihr Gefühl ist, aber ich merke es doch.
Mama hat mich beruhigt. Ich will keine Angst vor Stuttgart mehr haben. Mama bleibt doch bei mir. Sie versteht mich.
Mein Benehmen spottet aller Beschreibung. Meine Eltern müssen viel aushalten. Die sind ganz schön geschlaucht. Wie soll das nur werden?

Viele Grüße Dietmar

7. März 79

Liebe Finkings!
Das Papier ist bald alle. Da sollt Ihr auch noch einen Brief haben. Nun könnt Ihr doch mal kommen. Der Schnee ist doch weg. Ich habe viele Karten gemalt, die ich verkaufen möchte, um Geld für die Autisten spenden zu können. 3 Mark habe ich schon. Wenn Ihr kommt, könnt Ihr eine kaufen. Oder habt Ihr kein Geld? Ich Armer kann ja sonst nichts für meine Leidensgenossen tun.
Am liebsten möchte ich Lehrer werden für Autisten. Aber das schaffe ich nicht. Ich weiß, was die brauchen, eine strenge Hand.
Rosenmontag bin ich als Indonesier gegangen mit Sarong und buntem Hemd. Wir haben in Osnabrück

gefeiert. Da hatte ein Mädchen aus meiner Gruppe uns eingeladen. Abends war ich ganz schön kaputt. Dann müssen meine Eltern ganz schön unter mir leiden.

Ganz herzliche Grüße von Dietmar

April 79

Lieber Vati!
Ich bin unglücklich, weil ich mich nicht benehmen kann. Die Angst will mich nicht loslassen. Mama muß darunter leiden und ist doch selbst ein Wrack. Mir geht es wieder besser. Mich wundert, daß Mama beim Frisör war. Das ist doch Verschwendung. Wir haben doch nicht so viel Geld.
Immer will Mama üben, die alte Hexe. Warum kann sie mich nicht in Ruhe lassen? Ich bin unausstehlich. Wie soll Mutti das verkraften? Ich halte die Trennung nicht aus. Kannst Du nicht kommen?

Dietmar

(Bevor unsere Familie nach Süddeutschland umzog, war mein Vater einige Monate allein dort.)

1. April 79

Lieber Herr Dang!
Das habe ich geahnt, daß Sie krank waren. Ich hatte schon lange auf eine Antwort gewartet. Ich möchte Ihnen gern sagen, wie ich mich freue, daß Sie mich

Freund nennen. Sie haben meinen Brief richtig verstanden. Ich war ganz schön down. Ich möchte Sie bald treffen. Vielleicht kann ich mich überwinden und mit Ihnen Sprache üben. Hoffentlich bleiben Sie mir treu. Mit Ihnen kann aus mir noch was werden. Herr Sleegers ist auch nett. Nur kann er mich nicht fördern, weil er mich nur liebt. Wie finden Sie es, wenn ich schreibe? Freuen Sie sich darüber? Haben Sie noch so viel Arbeit? Vielleicht antworten Sie dieses Mal schneller.

Viele Grüße Dietmar

Mein Vati ist weg, so eine Scheiße. Mutti muß mich alleine ertragen. Vielleicht kommt er am Wochenende.

Dietmar

20. April 79

Lieber Herr Dang!
Ich habe mich sehr gefreut, daß Sie geschrieben haben. Wir waren in Stuttgart und Zürich. Donnerstag sind wir zurückgekommen. Ich soll in eine Schule der Anthroposophen. Hoffentlich klappt das. Mutti ist eine arme Strohwitwe. Sie hat keinen Mann. Vati ruft aber immer an. Ich habe Angst, am Telefon zu reden. Warum nur?
Niemals kann ich das lernen. Neben mir sitzt Mutti und gefällt sich in der Rolle der strengen Lehrerin. Ich kann mich einfach nicht beherrschen. Wenn ich doch tun könnte, was ich mir vornehme. Aber ich

schweife immer ab. Am liebsten will ich nichts tun. Aber dann bin ich auch unglücklich. Arme Mama! Das ist ein schweres Los.
Wann werde ich bloß vernünftig? Am meisten sehne ich mich nach Freunden. Doch wer will schon einen Autisten zum Freund?
Mutti ist die beste Mutter, die man sich wünschen kann, so zärtlich, geduldig, liebevoll und klug. Warum mußte sie nur so viel Pech mit mir haben? Ich habe immer ein schlechtes Gewissen.

Viele Grüße von Ihrem Freund Dietmar

26. April 79

Liebe Irene,
Sie haben mir eine große Freude gemacht. Wie kommen Sie dazu? Haben Sie mich etwa gern? Ich bin doch ein Autist. Das haben Sie doch wohl gemerkt. Daß Sie mir geschrieben haben, finde ich ganz toll. Meine Schrift ist noch unbeholfen. Hoffentlich können Sie trotzdem alles lesen. Meine Mutter muß mich immer antreiben. Ich bin so unbeherrscht.
Manchmal bin ich ganz verzweifelt. Wie soll Mutti das verkraften? Schreiben Sie mal wieder?

Viele Grüße Dietmar

10. April 79

Lieber Dietmar!
Ich habe mich sehr gefreut, daß Du mir die Karten so bald geschickt hast. Jetzt kann ich sie zu Ostern ver-

senden. Ich lege in diesen Brief 10,– DM. Davon sind 5,– DM für die Karten. Darüber kannst Du bestimmen. 5,– DM sind als Spende von mir gedacht für Kinder, die ähnliche Probleme haben wie Du, die auch autistisch genannt werden. – Ich finde es gut, daß bei den Karten auch ein Specht dabei ist.
Nach Deinem letzten Besuch in Göttingen bin ich recht froh gewesen, daß ich Dich immer besser verstehe. Ich freue mich über alles, was Du mir mitteilst – im Gespräch oder im Brief. Es ist nicht nur für Dich, sondern auch für mich wichtig.
Ich wünsche Dir und Deiner Familie frohe Ostern

Dein F. Specht

April 79

Lieber Professor Specht!
Die zehn Mark habe ich gespendet. Vielen Dank für Ihren Brief. Ich habe mich aber gewundert, daß Sie die Karten verschickt haben. Ich dachte, Sie hängen die auf. Herr Dang hat auch eine Karte aufgehängt. Heulen wohl alle Autisten vor jeder Aufgabe? Ich habe immer Angst, mich zu stellen. Am liebsten will ich gar nichts tun, fühle mich aber unglücklich dabei. Mama läßt sich vom Heulen nicht beeindrucken. Alle anderen geben auf und trauen mir nichts zu. Alle sind lieb, aber zu nachgiebig. Sie auch. Haben Sie den Eindruck, daß ich ein richtiger Autist bin? Viele Leute glauben das doch nicht. Dr. Klein sagt, ich bin hirngeschädigt und verhaltensgestört.
Manchmal denke ich, die Ärzte wissen auch nicht,

was mit mir los ist. Darum will ich auch keine Experimente mehr. Zum Helfen ist nur jemand geeignet, der auch streng sein kann. Mutti hat das gut gelernt. Aber manchmal ist das auch unangenehm. Ich bemühe mich, mich zu bessern. Heute bin ich aber albern und gehe Mutti auf die Nerven.

Viele Grüße Dietmar

18. Mai 79

Lieber Vati,
Mama hat uns alle vernachlässigt. Sie kocht nicht mehr so lecker und findet keine Zeit mehr, mich regelmäßig zu fördern. Darum bin ich dann auch ihr gegenüber grantig. Wußtest du noch nicht, daß sie mich ablehnt, wenn ich ins Bett mache? Heute gehe ich zur Beerdigung von Frau Rehm, ich habe Angst davor. Mich wundert, daß die nichts mehr merkt. Wo ist denn ihre Seele? Bei Gott? Das kann ich mir nicht vorstellen. Mit Mutti dürfte so etwas nie passieren. Willst Du nicht lieber besser auf Mama aufpassen? Mama muß doch allzuviel arbeiten.
Die Beerdigung war sehr beeindruckend. Von der Predigt war ich aber nicht angetan. Der Mensch ist doch nicht von Erde geworden. Der kommt doch aus dem Bauch der Mutter. Weiß der Pastor das wohl nicht? Frau Rehm hat ihren Platz gefunden. Wo ist mein Platz? Aber sterben will ich nicht.

Gruß Dietmar

27. Mai 79

Lieber Freund, [Herr Dang]
Ich bin unsicher, ob ich Sie mit Peter anreden darf. Das möchte ich gern.
Ihr Brief war sehr persönlich, das hat mich beeindruckt. Mutti ist mal wieder im Streß, Hefte über Hefte, da muß sie doch ausflippen. Unter Umständen komme ich doch in eine andere Schule. Vielleicht zu Körperbehinderten. Das wäre ja die Lösung, dann müßte ich nicht zu den Kindern, die so schwer begreifen. Was das bedeutet, zu den Dummen gezählt zu werden, ahnen Sie nicht. Niemals habe ich die Chance wie gesunde Kinder. So eine Ungerechtigkeit. Manchmal bin ich deswegen ganz frustriert.

Gruß Dietmar

(ohne Datum)

Lieber Peter!
Du hast mich ja wirklich gut verstanden. Nie hätte ich gedacht, daß Du mein Freund wirst. Nun habe ich einen richtigen Freund. Trotzdem bin ich gerade wieder unausstehlich gewesen. Am liebsten möchte ich Auto fahren und zu Dir kommen. Mich kann nämlich hier keiner gebrauchen. Dann schrei ich und alle sind böse. Mein Benehmen ist wirklich schlimm. Mache ich wohl noch Fortschritte? Wütend bin ich auch oft. Ohne Lust, etwas anzufangen, aber kneifen, wo immer es geht, das bin ich, Dietmar, der so eine tüchtige Mutter hat. Ich habe nichts davon geerbt.

Dein Freund Dietmar

21. Juli 79

Lieber Professor Specht!

Ein Umzug ist eine schlimme Sache. Ich kann mich gar nicht mehr beherrschen. Arme Mutter. Am schlimmsten ist Mutters Konsequenz. Nichts läßt sie durchgehen. Am Sonntag waren wir in Esslingen. Da habe ich mich so schlimm benommen, daß Gernot sich geschämt hat.

Ich bin so unmöglich, daß ich Mutter fast zum Heulen bringe. Nun muß ich mich eingewöhnen. Miete ist hier ganz teuer, vielleicht wissen Sie, was das bedeutet.

Unter Umständen melden mich meine Eltern am Samstag in der Schule an. Ich bin gespannt wie ein Flitzebogen. Ich glaube, ich drehe noch mal durch. Alles geht mir über die Kräfte. Inzwischen weiß Mutter, daß sie eingestellt wird. Ohne Schule kann sie nicht leben.

Die Schule nimmt mich wirklich. Die Rektorin ist eine dicke, aber patente Person. Mutter geht am Mittwoch mit mir hin. Ohne Vorbehalte nehmen sie mich. Aber ich bin immer noch ein Schreihals zum großen Kummer meiner Mutter. Wissen Sie, daß ich vielleicht nie mehr ohne Hilfe sein kann? Nun ist alles klar. Wir waren in der Schule. Ich komme in eine Klasse mit 7 anderen Kindern, die gut lernen. Wenn das klappt, bin ich alle Schwierigkeiten los. Aber ich habe Angst und bin unruhig.

Mit den Brüdern habe ich oft Krach. Die suchen einen Kameraden, der ich nicht sein kann. So ist alles noch sehr schwierig und muß langsam gelöst werden. Manchmal fühle ich mich schon ganz wohl im Schwabenland.

Viele Grüße Dietmar

26. Juli 79

Liebe Oma, lieber Opa!
Weil viele Kilometer zwischen uns liegen, muß ich Euch endlich einmal schreiben. Ich bin schon ganz gut eingelebt. Noch einen Monat und die Schule beginnt. Wie ich das wohl bewältige? Nie kann ich ein Gymnasium besuchen. Morgen werden die Brüder angemeldet. Die Schule ist so groß, daß man sich verlaufen kann. Mama hat sich heute vorgestellt. Der Direktor muß ganz schön verwundert gewesen sein. Manches ist wohl anders als in Westfalen. Gernot muß doch in die 9. Klasse. So ein Unglück. Wenn ich ihm doch helfen könnte mit meinem guten Gedächtnis. Aber ich bin ja selbst behindert.
Gernot lernt fleißig Latein. Mich will Mama offensichtlich nicht mehr unterrichten. Das merke ich schon lange. Ich will aber was lernen, denn ich bin nicht dumm. Mama muß mir nur die Chance geben. Sie will aber nicht.
Mama hat inzwischen mit mir Latein geübt, so daß ich ihr keine Vorwürfe mehr machen kann. Nun kann ich wieder zeigen, wie klug ich bin. Mein Gedächtnis ist überragend.
Nun muß ich wohl langsam Schluß machen. Mich dürft Ihr nie vergessen.

Viele Grüße Dietmar

29. Juli 79

Lieber Peter!
Nun sind wir schon über eine Woche hier. Du mußt bald mal kommen, um zu sehen, wie wir wohnen. Es ist schon alles ganz gemütlich. Glücklicherweise haben wir alles gut geschafft. Heute war ich in der Schule. Der Lehrer ist Dein Ebenbild und göttergleich. Die acht Kinder sind nicht lernbehindert. Acht sind es dann mit mir. Zu meinem Glück bekomme ich außerdem Einzelunterricht. Man kann sagen, ich habe Glück gehabt. Aber Angst habe ich trotzdem. Besonders die Kinder machen mir Angst. Einer ist ganz schön aggressiv. Mutter hat alles so dargestellt, wie es ist, nichts beschönigt, nichts verschwiegen. Die werden ganz schöne Schwierigkeiten mit mir kriegen.

Gruß Dietmar

Ich war ein Jahr lang in einer 3. Klasse einer Schule für Körperbehinderte. Das ging am Anfang ganz gut. Gegen Ende des Schuljahres wurden die Mitschüler immer aggressiver. Ich kam dann im neuen Schuljahr in eine 5. Klasse.

30. Juli 79

Liebe Freunde in Melle,
Menschen wie Euch habe ich noch nicht gefunden. Am liebsten käme ich zurück. Aber wenn die Schule begonnen hat, denke ich bestimmt anders. Mein großer Bruder hat auch noch keine Freunde. Die Gegend

gefällt mir. Jeden Abend übe ich Fahrradfahren. Das geht schon ganz gut.
Nun komme ich zu Kindern, die körperbehindert sind. Die lernen aber gut und sind begabt. Manchmal denke ich an Euch. Ich habe mich schon gut eingelebt. Auch freue ich mich, in eine richtige Schule zu kommen. Vielleicht treffe ich Euch mal wieder.

Gruß Dietmar

(Ich war seit meinem fünften Lebensjahr halbtags in einer privaten heilpädagogischen Gruppe, die ein Sprachtherapeut leitete. Das war wie im Kindergarten. Das Beste dort war das therapeutische Reiten. Gelernt habe ich da aber nicht viel. Die Leute waren sehr lieb, hatten aber keine Ahnung von Autismus.)

18. September 79

Lieber Peter,
Leider bist Du von Stuttgart weiter entfernt, als Du behauptet hast. Aber ich will keine Klage anstimmen. Enttäuscht bin ich aber trotzdem sehr. Als Dein Brief kam, mußte ich annehmen, daß Du bald kommst. Am lustigsten finde ich Deine Ausrede. Mußt Du wirklich Doktor werden? Somit muß ich wohl auf Deine Hilfe verzichten. Von mir gibt es Neues zu berichten. Ich kann leidlich radfahren. Mein huldiger Herr Lehrer hat gestern angerufen. Alle dachten, die wollten mich weg haben. Das wollen die aber gar nicht. Ich hoffe immer noch, daß Du mich besuchst.

Ganz liebe Grüße von Dietmar

Mein erster Aufsatz in der neuen Schule

Sommerferien 1979
Wir haben uns bemüht, unsere neue Heimat auszukundschaften. Die Gegend gefällt mir sehr gut. Einmal waren wir in der Schweiz. Eine Besteigung des Rigi hat mich ganz schön geschafft. Die Mühe hat sich aber gelohnt. Das war eine Aussicht. Ich werde das nie vergessen. Mit der Besteigung des Pilatus hat es dann nicht geklappt. Das Wetter spielte uns einen Streich. In einem Hochmoor haben wir uns nasse Füße geholt. Aber schön war es trotzdem. Meine Meinung habe ich abends deutlich gesagt: Das schönste war die Gondelfahrt. Außerdem die Tatsache, daß Mutti mit schmutzigen Jeans herumlaufen mußte. Sie war nämlich hingefallen. Eigentlich wollte ich gar nicht wegfahren, weil wir gerade umgezogen waren.
Aber dann war es doch gut.

21. Oktober 79

Liebe Tante Elisabeth,
Alle müssen arbeiten, keiner hat Zeit für die Kinder. Was ist das nur für eine Organisation. Aber ich sehe ein, daß ich lernen muß, mich zu beschäftigen. An die Zeit in Bethel denke ich oft. Manchmal habe ich Heimweh. Mama hilft mir nicht mehr so viel, Vater gar nicht.

Jeden Sonntag gehen wir spazieren. Die Gegend ist aber auch ganz herrlich. Wälder und unheimlich viele Apfelplantagen. Ich wandre so gerne. Aber leider geht Gernot nie mit. Eine Martina hat ihm den Kopf verdreht.

Viele Grüße Dietmar

10. November 79

Liebe Frau Heinz,
Am Vererbungsgut Gottes kann ich nichts Gutes entdecken. Ich jedenfalls muß mich quälen mit meinem Autismus. Ohne Gott will ich schaffen, was er vermurkst hat. Gesund will ich werden. Mutter hilft mir dabei.

Dietmar Zöller

(Die Lehrerin gab es gar nicht. Dies war eine Botschaft an meine Mutter, die Religion unterrichtet.)

Brief an eine Lehrerin

14. November 79

Liebe Frau Maurer!
Wissen Sie, was ich brauche? Ordnung. Da müssen Sie mir helfen. Ich kann nichts tun ohne Druck. Niemals lerne ich etwas, wenn Sie nur lieb und einfühlsam sind. Ich bin so komisch. Mit meinem Willen stimmt was nicht. Ich tu nicht, was ich will. Alles stellt einen Berg dar. Ich komm nicht drüber.

Dietmar

Brief an einen Lehrer

17. November 79

Lieber Herr Sommer!
Die Uli-Hefte finde ich ganz primitiv. Das ist doch alles selbstverständlich. Ich weigere mich, den Quatsch auszufüllen. Mutter ist entsetzt über meine Frechheit.
Haben Sie Qualen auszustehen mit mir? So ein komisches Kind haben Sie wahrscheinlich noch nie gehabt. Ich sollte mich veranlaßt sehen, mich besser zu benehmen. Wollen Sie mir helfen? Dann müssen Sie sich konsequenter um mich kümmern. Ich möchte ja mitmachen, aber ich kann nicht. Ich gehorche mir selbst nicht. Sie müssen mich zwingen. Es geht nicht anders. Wenn ich aber genug habe, lassen Sie mich in Ruhe. Dann habe ich Unordnung. Das kann ich kaum ertragen. Am liebsten möchte ich dann tot sein. Ich bin dann ohne Orientierung. Ich mag Sie.

Dietmar

Schulaufsatz 22. 11. 79

«O weh? In der Nacht herrschte starker Frost. Am Morgen bedeckt eine dünne Eisschicht den Weiher. Mutter sagt: «Peter, geh ja nicht aufs Eis, es ist noch viel zu dünn.» (Vorgabe des Lehrers)
Peter ging los und traf den alten Micki, der den Jungen auch noch einmal ermahnte. Er stapfte durch den Schnee und pfiff munter vor sich hin. Der kann mich mal, dachte Peter und ging geradewegs zum Teich.

Da entdeckte er so mal eben seines Gewissens Stimme. Aber er hörte nicht darauf. Ich kann machen, was ich will, dachte er, und lief schnurstracks aufs Eis. Ein Krach, und schon war es passiert. Er strampelt und schreit. Wäre nicht Micki zurückgekommen, dann hätte er sterben müssen.

«Das hast Du wieder sehr gut gemacht.» So

Schulaufsatz 10. 12. 79

Der Nikolaus kommt
Das war einmal wieder eine lustige Stunde. Herr Sommer legte die Tasche hin und verschwand wieder. Dann pochte es an die Tür: ein Nikolaus in einem roten Mantel trat ein. Alle Kinder wußten sofort, daß es Herr Sommer war. Sie ließen sich das auch deutlich anmerken. Ich fand das nicht gut. Ich hätte lieber alles ernst genommen. Aber lustig war es trotzdem.

«Sehr gut!» So

9. Dezember 79

An die Großeltern in Siegen

Liebe Oma, lieber Opa!
Die Pullis gefallen mir so gut, daß ich sie immer anziehen möchte. Vielen Dank dafür. Ich mache mich gern hübsch. Eine neue Cordjacke habe ich auch be-

kommen. Zu Weihnachten habe ich mir einen Wandbehang aus der dritten Welt gewünscht.
Meine armen Brüder sind in Mathe so unbegabt. Mama muß immer helfen. Seid herzlich gegrüßt

von Dietmar

22. Dezember 79

Lieber Peter Dang!
Ich habe mich zum erstenmal richtig geschämt. Ich habe gedacht, Du bist nicht mehr mein Freund. Nun aber ist alles wieder gut. Was ist denn daneben gegangen? Das beunruhigt mich. Du hast mir oft geholfen. Ich kann Dir nicht helfen. Aber ich mag Dich.
Neulich habe ich geträumt, daß Du gekommen bist. Du warst ganz alt geworden und hast mich immer angeguckt wie ein Vater. Ich war so glücklich.

Viele Grüße Dietmar

1980

20. Januar 80

Liebe Tante Gisela!
Vielen Dank für die große Spende für Brot für die Welt, die Du mir ermöglicht hast. Ich habe doch alles, was ich brauche. Wozu Geld ausgeben? Es hungern so viele Menschen auf der Welt. Das gibt mir keine Ruhe. Uns geht es doch wirklich gut. Als ich in der Schule über die 3. Welt gesprochen habe, bin ich ganz depressiv geworden.
Geht es Euch gut? Ich weiß gar nicht mehr, wie Ihr alle ausseht.

Viele Grüße Dietmar

1. Februar 80

Liebe Oma!
Vielen Dank für Mütze und Handschuhe.
Das paßt alles so gut. Das Muster hast Du gut hingekriegt. Ich habe gern gestrickte Sachen. Mama hat eine ganz schlimme Erkältung.
Nun ist schon wieder eine Woche rum, und der Brief ist noch nicht fertig. Ich bin aber auch zu faul. Mama ist schon ganz ungeduldig. Manchmal habe ich auch

eine komische Art. Das weißt Du ja. Opa geht es hoffentlich gut, dem Lieben.

Viele Grüße Dietmar

3. Januar 80

Lieber Hans [Sleegers]!
Hast Du mich denn ganz vergessen? Ich habe Dir doch gleich nach dem Umzug geschrieben. Weißt Du überhaupt, daß ich eine Schule für Körperbehinderte besuche? Ich habe ganz nette Lehrer. Heulen muß ich aber immer noch oft. Die vielen Eindrücke machen mich ganz verrückt. Aber ich werde damit fertig. Alle verzichten auf meine Mitarbeit. Das muß anders werden.
Ich bin so unruhig. Manchmal halte ich das kaum aus. So eine Behinderung kann einem das Leben vermiesen.

Viele Grüße Dietmar

Schulaufsatz 29. 2. 80

Ein Unfall ist passiert!
Mein Fahrrad war erst einen Tag alt. Es hatte noch keine Schramme. Da passierte es. Ich fuhr Mutter davon wie ein geölter Blitz. Mutter rannte hinterher und schrie: «Langsam, Dietmar!» Ich wollte nicht hören und trat in die Pedale. Da kam mir mein Bruder in die Quere, um mich aufzuhalten. Ich schleuderte, und schon lag ich auf der Nase. Blut tropfte auf die

Erde. Mutter brachte mich dann zu einem Arzt. Dann ging es zur Filderklinik. Am nächsten Tag sah ich aus wie ein Punkrocker. Das war die Strafe für meinen Eigensinn.

17. Februar 80

Lieber Peter!
Das war mein Unfall. Mein Kopf ist ganz schön ramponiert. Wie ein Punkrocker sehe ich aus. Trotzdem werde ich bald wieder aufs Rad steigen. Vielen Dank für Deinen Brief. Komm doch endlich, ich habe Dir etwas gebastelt. Das schicke ich Dir. Ich habe schon viele Kerzen fertig.

Viele Grüße Dietmar

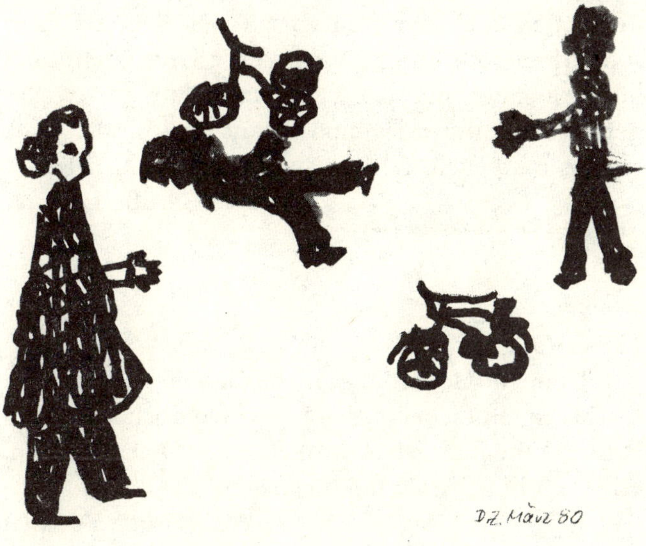

19. Februar 80

Lieber Professor Specht!
Ich weiß, daß Sie viel Arbeit haben. Darum will ich nicht an Ihr Versprechen erinnern. Meine Fortschritte sind nicht überwältigend.
Nur das Radfahren habe ich geschafft. Das macht Spaß. Aber in der Schule bin ich ganz passiv. Nach der Schule bin ich sauer. Ich kann das alles schon, was ich lernen soll. Das ärgert mich. Ich möchte auch mal etwas Neues lernen. Mit Mutter mache ich die Schulaufgaben, sonst nichts. Sie hilft nur noch dem großen Bruder.
Meine Mutter kann alles, was Gernot lernen muß. Ich möchte das auch lernen. Aber mich wollen sie dumm halten. Das ist doch schade. Wenn ich doch nicht so träge wäre. Das kann ich nicht ändern. Ich muß mich doch schützen vor zu vielen Eindrücken, sonst drehe ich durch. Wenn ich arbeite, geht alles durcheinander, und ich weiß nun nicht mehr, wie es geht. Wie kommt das bloß? Manchmal bin ich ganz mutlos deswegen. Ich möchte doch Mutter helfen.

Viele Grüße Dietmar

12. April 80

Lieber Opa!
Zu Deinem Geburtstag herzliche Segenswünsche. Du bist mein Lieber. Mich magst Du doch auch. Am liebsten möchte ich kommen und Dich drücken. Aber ich bin ja noch rekonvaleszent.

Viele Grüße Dietmar

Notizen für Mama

Ich kann mich nicht auf viele Leute konzentrieren, entweder nur auf Mama oder Papa oder einen Bruder. (13. 4. 80)

Mama, hast Du immer noch Illusionen wegen Mut und Überwindung. Das ist nicht das Problem. Die Ablenkungen. (16. 5. 80)

Schulaufsatz 15. 4. 80

Im Krankenhaus

Ich wußte schon lange, daß ich operiert werden mußte. Meine Angst war groß, als ich in der Filderklinik ankam. Am liebsten wollte ich wegrennen. Am nächsten Morgen ging es los. Alle guckten mich mitleidig an. Eine Spritze sollte mich beruhigen. An die arme Mutti dachte keiner. Ich mußte ein weißes Babyhemd anziehen. Es war sehr häßlich und hinten offen. Dann wurde ich in den OP gebracht. Wieder eine Spritze. Nun wurde ich ganz müde. Als ich aufwachte, war alles vorbei. Mein Bauch hatte zwei große Schnitte, die ich aber erst später gesehen habe.

21. Mai 80

Liebe Frau Maurer!

Das war eine entsetzliche Stunde bei Ihnen. Aber so muß es sein, immer nur Liebe hilft auch nicht. Mutti macht das auch so. Wollen Sie mir helfen? Ich bin mal wieder schlecht dran. Meine Unruhe ist schlimm. Ich kann nichts dafür. Meine Not ist groß. Wie soll ich bloß diese Unruhe loswerden? Am liebsten möchte ich ein guter Schüler sein. Hoffentlich werde ich gesund. Mit einer Hoffnung habe ich begonnen, die Schule zu besuchen. Meine Enttäuschung ist aber groß. Ich lerne nichts. Meine Behinderung hat nicht den Charakter einer seelischen Blockierung. Ich finde keine Ruhe. Alles sehe ich, alles höre ich. So was ist entsetzlich. Ich werde immer dümmer dabei. Aber es bringt mir ja nun keiner was bei. Wen habe ich außer Mutter? Alles hofft auf ein Wunder. Das gibt es aber nicht. Neulich wollte ich was werken. Aber da waren wieder so viele Ablenkungen. Das glaubt wohl keiner, daß ich nicht meine Lebensangst überwinden kann.

Dietmar

(Frau Maurer, eine Lehrerin von mir, war wegen des Briefes beleidigt. Ich konnte ihr darum nicht mehr schreiben.)

27. 5. Hut ab vor Mutter, die immer neue Ideen hat. Ich freue mich über dieses Tagebuch. Ich will täglich etwas hineinschreiben.

30. 5. Gestern haben wir einen Ausflug gemacht. Leute, war das ein Spaß. Wir holten Vati auf dem Schwanberg ab.

31. 5. Gernots Schiff fährt wieder. Das liegt im Wasser wie eine Eins. So was möchte ich auch können.

1. 6. Selig sind die Friedfertigen. Ach, wenn es doch bei uns so wäre. Vater ist ein Opa mit der Pfeife. Es ist abscheulich. Wenn ich das sehe, kriege ich eine Gänsehaut, der macht sich kaputt.

2. 6. Meine Stimmung schwankt entsetzlich.

10. 6. Nie werde ich richtig reden können, weil es nicht automatisch geht. Ich muß immer überlegen, wie es geht.

11. 6. Wir haben Vati zum Flugplatz gebracht. Alles Scheiße, wenn die Familie nicht vollständig ist. Mama ist zu oft allein.

13. 6. Alle leiden unter der Hitze und sind müde. Ich halte es kaum aus. Mein Kopf ist matschig. Immer heule ich.

15. 6. Mein Zustand ist bedenklich. Ich bin so egoistisch. Alle nutze ich aus und sage, was ich denke.

24. 6. Ich habe eine 4. Klasse* besucht, in die ich vielleicht kommen soll. Das wäre vielleicht nicht so langweilig. Heute noch will ich beginnen, mich mit der Sache zu beschäftigen.

26. 6. Ich ziehe größere Kinder vor. Die strahlen immer Ruhe aus. Meine Klassenkameraden sind sehr unruhig. Die zanken sich immer. Das kann ich nicht haben.

29. 6. Meine Phantasie geht manchmal mit mir durch. Dann erzähle ich Dinge, die nicht stimmen. Das merkt Mama aber sofort. Ob Mama so streng sein muß?

Ich will nicht immer so bleiben, wie ich bin. Darum gebe ich mir Mühe. Ich kann doch nicht immer so behindert rumlaufen.

30. 6. Nur Mama hilft mir, wenn ich Langeweile habe. Sie hilft mir, alles zu verkraften. So viel Liebe hat sie. Darum will ich ein Gesunder werden.

Ich lache immer. Das ist Galgenhumor. Aber ich habe nichts zu lachen. Zum Glück bekomme ich keine Zensuren. In Schrift wäre es eine 6.

1. 7. Meine Angst vor jeder Veränderung ist unbeschreiblich, aber ich meistere es. Meine Mama allein kann mir helfen.

* Ich war in der 3. Klasse, aber man suchte eine andere Klasse für mich, weil es Schwierigkeiten mit einigen Kindern gab.

Am liebsten bin ich mit Mama alleine. Ich werde das regelmäßig anstreben. Oder ich muß ins Heim. Das verkrafte ich aber nicht. Ohne Mama kann ich nicht sein.

13. 7. Immer bin ich an der armen Mama dran und belästige sie. Nie hat sie Ruhe.

14. 7. Nun fahren bald die Schwaben in Urlaub. Schon trifft Mama Reisevorbereitungen. Am meisten freue ich mich auf den hohen Norden, wo es so einsam ist.

21. 7. Meine Mama kann alles. Sie ist eine besondere Frau. Aber selten ist sie albern. Hilfe braucht sie. Dann lacht sie auch mehr.

20. 9. Meine Stimmung sinkt wieder. Ich will doch reden, aber meine Stimme ist brüchig.

Reise nach Nordland im Sommer 1980

Der Polarkreis

Wir brachen früh in Mosjoen auf. Alle Leute in der Jugendherberge schliefen noch. Auf der E6 herrschte eine ungewohnte Ruhe. Plötzlich stand eine große Elchkuh vor uns. Sie guckte uns groß an. Die Elchkuh hatte kein Geweih. Dann trottete das Tier ins Gebüsch.

Als wir am Polarkreis angekommen waren, stiegen wir aus. Es war sehr kalt dort. Da pfiff ein Wind wie am Nordpol. Wo man hinguckte, lagen Steine und Geröll. Mutti sagte: «Eine Mondlandschaft.» Mein Vater entdeckte eine Opferstelle. Jemand hatte einen Keks geopfert.

Die Lofoten
Sie bestehen aus mehreren Inseln, die man nur mit Fähren erreichen kann. Es wohnen dort nur wenige Leute. Mit dem Fischfang verdienen sie ihr Geld. Sie trocknen den Fisch auf Stockfischkathedralen. Das sind Holzgerüste, die spitz zulaufen. Am häufigsten Dorsche. Sie beißen schnell an.

Das Nordkap
Wir standen vor der Fähre und warteten auf die Abfahrt. Ein junger Deutscher trat zu uns und erzählte von 7stündigen Wartezeiten bei der Rückfahrt. Wir glaubten es nicht. Am Nordkap hielten wir uns lange auf. Es war einmalig schön. Plötzlich merkten wir, daß kaum noch Leute da waren. «Dann nehmen wir eben die Fähre um fünf Uhr», sagte mein Vater. Wir beeilten uns nicht sonderlich. Am Stand einer Lappin kauften wir ein Geweih. Als wir bei der Fähre ankamen, standen dort 57 Autos. Abends um acht Uhr sind wir endlich weggekommen.

Mein erster Tag in der 5. Klasse

Ich hatte einen großen Bammel vor den Kindern. Mein Herz klopfte. Als ich kam, stand die Tür offen. Ein Kind rief: «Da kommt der Neue.» Dann kam ich rein und setzte mich. Mein Vater, der mich begleitet hatte, ging fort. Ich fühlte mich allein. Unter den neuen Mitschülern bin ich wie ein Zwerg. Dann kam die Klassenlehrerin. Sie begrüßte mich besonders und gab mir den Platz neben Ute. Von nun an gehörte ich dazu. (August 1980)

Notiz für Mama über eine Lehrerin

Das ist eine Tortur. Die will an mich ran, aber ich lasse sie nicht. Die macht das zu direkt. Das hast Du besser gemacht. Das habe ich nicht bemerkt. Das war ein Trick, aber ein gekonnter. (15. 10. 80)

Schulaufsatz Dezember 1980

Ein Ausflug mit meinen Eltern.
Als wir noch in Bethel wohnten, fuhren wir einmal zum Hermannsdenkmal. Zwei junge Polen fuhren mit uns. Sie konnten nur ein wenig Englisch. Darum war die Verständigung schwierig. In Detmold konnten wir das Denkmal sehen. Siegfried, der Pole, fotografierte. Eine Gruppe sang am Denkmal fromme

Lieder. Ich wollte gerne wissen, was Mariola dachte, denn sie verstand so gut wie nichts.

Wir gingen um das Denkmal herum und dann zum Auto zurück. Dann ging es weiter zu den Externsteinen. Das sind große Felsen aus alter Zeit. Die Germanen sollen dort die Sonnenwende gefeiert haben. Abends fuhren wir nach Hause, um noch mit den Polen zu grillen.

«Dein Aufsatz hat mir *sehr gut* gefallen.» L.

An meine Mutter (ohne Datum)

Einmal ging die Trine am See Genezareth spazieren. Da begegnete ihr Jesus. Er sagte: «Liebst du Dein Kind?» Die Trine sagte: «Über alles.» Da sagte Jesus: «Verlaß Dein Kind und folge mir nach.» Da ging die Trine weinend weg. Also kann sie nicht ins Himmelreich kommen.
Und so einen Humbug unterrichtest Du?

1981

Schulaufsatz Mai 1981

Besuch in einer Töpferei
Die Besitzerin empfing uns mit großer Freundlichkeit. Sie gab sich viel mit uns ab. Ihre Kunst war einfach bewundernswert. Eine grüne Vase gefiel mir besonders gut. Ich hätte sie gern für Mutti gekauft, aber das Geld reichte nicht. Ich habe mich gefragt, wer kann das kaufen. Alles nur mit Ton gemacht. Das kann doch nicht so teuer sein. Das macht wohl die Handarbeit.

Die Töpferin hat uns auch gezeigt, wie man einen Krug macht. Den Ton formt man auf einer Scheibe. Dann wird die Feinarbeit mit den Händen gemacht. Das gibt viel Arbeit. Schließlich muß der Ton gebrannt werden. Und am Schluß werden die Gegenstände bemalt und glasiert.

Über eine mehrtägige Unterrichtsverlegung

Mit Ewald, einem Zivildienstleistenden, der mich gut versteht, im Zimmer.
Abend. Müde sind alle. Meine Glieder sind wie Blei.

Ewald zieht mich aus, dann verschwindet er ins Bad. Mich läßt er schmutzig. Licht aus und unter die Dekke. Ewald nimmt mich unter seine Fittiche. Aber in Wirklichkeit bewache ich seinen Schlaf. Plötzlich wird es laut, so als sägte jemand. Ewald schnarcht mit offenem Mund. Vielleicht träumt er von seiner Sigi. (3. 5. 81)

Große Nordlandfahrt im Sommer 1981

In diesem Jahr reisten wir mit zwei Zelten in den hohen Norden. Die Brüder hatten ein eigenes Zelt, ich schlief bei den Eltern. Es war ein Erlebnis besonderer Art.

Die Fahrt ging über Finnland nach Norwegen (Finnmark), dann nach Nordschweden und weiter nach Norwegen. Über Schweden und Dänemark kamen wir zurück.

Die Gebiete Skandinaviens, die nördlich des Polarkreises liegen, haben nur wenige Ansiedlungen. Die Leute können nicht viel anbauen. Sie leben oft wie eingeschlossen. Im Winter wird es nur wenige Stunden am Tag hell. Dafür ist es in den Sommermonaten Tag und Nacht hell. Die Landschaft ist öde. Nur Birken ändern die Öde ab und zu. Die Baumgrenze liegt niedriger als zum Beispiel in den Alpen.

Erlebnis im Sturm

Als wir uns in die Säcke verkrochen, regnete es schon. Das Wasser prasselte auf das Dach. Ich schlief trotzdem ein. Dann wachte ich auf. Ein Wind pfiff um das Zelt wie im Winter. Ich fror entsetzlich und wollte doch nicht in dem Sack bleiben. Dann gaben die Zeltwände dem Wind gefährlich nach. Ich dachte, gleich fliegen wir weg. Es ging die ganze Nacht so, ohne Pause. Am Morgen war ich komischerweise nicht einmal müde.

Die Lappen und ihre Probleme

Früher hatten die Lappen unbeschränktes Weiderecht in ganz Skandinavien. Als dann die Grenzen zwischen Norwegen und Schweden gezogen wurden, mußten sich viele Lappen neues Weideland suchen. Aber da waren schon andere Lappen. So gab es viel Streit um die Weideplätze. Die Lappen verarmten zum Teil und mußten sich andere Arbeit suchen. Eine Minderheit blieb dem Nomadenleben treu. Heute droht den Lappen eine andere Gefahr. Die Industrialisierung Nordskandinaviens hat viel Lebensraum eingenommen. Viele Kraftwerke sind entstanden. Als die Siedler aus dem Süden kamen, waren die Lappen noch besser dran, denn sie hatten sich der Natur gut angepaßt und waren darum überlegen. Heute verdienen viele Lappen ihr Geld mit dem Kunsthandwerk. Die Erzeugnisse sind von unterschiedlicher Qualität und werden vor allem von Touristen gekauft. Der schwedische Staat hat für die Lappen ein besonderes Programm. Schulen wurden eingerichtet für die Nomadenkinder. Da lernen sie auch die Fertigkeiten ihrer eigenen Kultur.

Überraschung
Deutschland zeigte sich wenig gastfreundlich, als wir aus dem Urlaub kamen. Um 22 Uhr schließen deutsche Campingplätze, erfuhren wir in Scharbeutz. Es war aber schon fünf Min. nach zehn, als wir den Campingplatz erreichten. Was nun tun? Wir kamen überein, zu den Großeltern nach Bad Oeynhausen zu fahren. Nichts sollten sie merken. Klammheimlich wollten wir unsere Zelte im Garten aufbauen. Halb eins waren wir am Ziel. Leise bauten mein Vater und die Brüder die Zelte auf. Nichts rührte sich. Oma und Opa hatten nichts gemerkt. Morgens. Ich wache früh auf. Mit einem Mal höre ich Fahrradgeklapper. «Kinder, da seid ihr ja.» Oma strahlte über das ganze Gesicht, als wir das Zelt aufmachten. Sie hatte schon Brot gekauft. Entdeckt hatte sie die Zelte schon früh.

Schulaufsatz Herbst 1981

Das war komisch
Es war im Sommer. Die Sonne schien ganz intensiv. Ich konnte es nicht aushalten und zog mich in mein Zimmer zurück. Plötzlich hörte ich Mama verzweifelt rufen: «Wo ist Dietmar?» Alle liefen aufgeregt herum. «Lauf auf die Straße, Rüdiger!» schrie Mama. Ich hörte, wie sie beratschlagten, was zu tun sei. Ich konnte mich nicht entschließen, runterzugehen. Noch immer suchen sie verzweifelt. Mama ist aus dem Häuschen. Endlich höre ich Tritte auf der Treppe. Und schon ein Freudenschrei! «Dietmar!»

Das war schon ein komisches Erlebnis.

10. 5. Meine Mutter gerät in Panik. Sie merkt, wie schlecht ich bin. Nun geht das Üben wieder los. Ich weiß, daß es nötig ist. Ich gehe sonst zurück.

20. 5. Wenn doch die Mutti nicht so nervös wäre. Immer Schwierigkeiten, Gernot ist ein Fauler. Nie will er lernen. Aber ich wußte immer, wie schwer er es hat. Mama hat wirklich viel Kummer. Alles geht daneben.

12. 6. Manchmal habe ich das Gefühl, daß Mama ganz enttäuscht ist, weil ich keine Fortschritte mache. Aber ich kann nicht.

20. 6. Wie komisch ist doch die Mama. Sie hat immer Arbeit. Nie macht sie Pause. Kann das gutgehen?

Mama meint es gut mit mir. Sie will, daß ich mich benehmen lerne. Aber damit hat sie wenig Glück. Ich kontrolliere mich, so gut es geht. Mama merkt es gar nicht immer.

21. 6. Meine Brüder haben eine komische Einstellung zum Leben. Sie wollen nicht arbeiten. Mama kann sich kaputtmachen.

22. 6. Meine unermüdliche Mama wehrt sich nicht genug. Sie hat ein viel zu gutes Herz. Nie kann sie ausspannen. Mir wäre das zuviel. Ab und zu ist sie aber auch grantig und unzufrieden. Das ist verständlich.

27. 6. Saja sudah tahu bahasa Indonesia. Itulah bahasa aneh sekali. Bahasa itu bisa dibatja dalam buku buku di kamar bapa.

(Das ist Indonesisch und heißt: «Ich kenne schon die indonesische Sprache. Es ist eine ganz merkwürdige Sprache. Diese Sprache kann man lesen in den Büchern in Papas Zimmer.»)

1982

Schulaufsatz 20. 1. 1982

Da hatte ich aber schlechte Laune
Es war ein dunkler Regentag. Nebel hatte sich auf die Erde gelegt. Das schlägt aufs Gemüt. Ich saß in meinem Zimmer und dachte: Wie soll ich den Tag nur rumkriegen? Da hörte ich das Telefon. Mutter eilte, um den Hörer abzunehmen. Es war ohne Zweifel die Mutter eines Schülers, die Mama belästigte. Mama hatte mal wieder eine Engelsgeduld und redete der Frau gut zu. Dann war endlich das Gespräch zu Ende. Mutti kam wieder hoch. Sie wollte mit mir etwas basteln. Es waren keine fünf Minuten vergangen, da klingelte es. Es war Frau Hampel mit dem unruhigen Michael, einem bildhübschen Jungen, der aber ganz gestört ist. Von diesem Augenblick an hatte ich keine Ruhe mehr. Michael polterte die Treppe rauf, stürzte ins Zimmer und warf sich aufs Bett. Da war meine gute Laune vollständig verloren. Ich mag nicht, wenn man in meine Privatsphäre eindringt. Dann bekomme ich schlechte Laune.

16. 5. Komisch ist es, wenn Menschen sterben müssen. Plötzlich sind sie weg vom Fenster. Mit Frau B. ist das auch so. Die Frau ist immer so munter gewesen. Mich hat sie geliebt wie einen Enkel. Ich wollte das oft gar nicht. Aber sie war wohl sehr einsam. Den Mann mag ich nicht, den alten Molch. Hat wohl die Frau ausgenutzt.

17. 5. Man muß die Menschen immer lieb haben, dann gedeihen sie. Ich bin wie eine Pflanze, gedüngt mit Liebe und Zärtlichkeit.

Am Morgen geht die Sonne auf,
der neue Tag nimmt seinen Lauf
Die Menschenkinder meinen.
Die Sonne wird bald scheinen.

1. 6. Zelten macht Spaß. Man lebt in der freien Natur und hat viel Freiheit. Im Allgäu gibt es unberührte Natur. Man kann sich nicht sattsehen. Bunte Wiesen und saftige Felder.

10. Juni 82

Liebe Oma,
Du machst Sachen. Mich hat die Nachricht von Deiner Krankheit ganz schön erschreckt. Ich habe vor Angst in die Hosen gemacht. Wenn es nur nicht so schlimm ist wie bei Frau B. Die arme Seele ist wie tot. Eine gute Frau war sie, immer guter Dinge, ob-

gleich sie fast nichts sehen konnte. Noch eine Mitteilung: Rüdiger ist in Südtirol. Ich vermisse ihn sehr. Gernot spinnt mit seinem Bodybuilding. Eitel ist er auch, der feine Pinkel. Tanzstundenfimmel kann man das nennen.
Gute Besserung, liebe Oma!

Dein Dietmar

Ferien in England im Sommer 1982

Meine Eindrücke von Schottland
Ich glaubte nicht an den schottischen Geiz. Ich dachte, es sei ein Vorurteil, bis ich die Straßen kennenlernte. Da paßt wirklich nur ein Auto auf die Straße. Wenn ein Fahrzeug entgegenkommt, muß einer in der Ausweichbucht, die alle 40 Meter zu finden sind, stehenbleiben. Man winkt sich bei diesem Manöver freundlich zu.

Geiz zeigt sich auch bei den Waschbecken, die wir auf den Campingplätzen vorfanden. Die Hähne reagierten nur auf Druck. Es gibt immer nur einen Wasserstrahl. Man kann sich nicht unter fließendem Wasser waschen. Wasser spart man gewiß auf diese Weise, aber sauber wird man nicht.

Landschaft
Ich liebe die wilde und einsame Landschaft, die man im Norden vorfindet. Schottland ist ähnlich wie Skandinavien. Man kann stundenlang wandern, ohne einen Menschen zu treffen. Die Insel Skye war wohl

am schönsten. Es gibt dort hohe, schroffe Berge. Wir wanderten über ein Hochmoor mit Blick auf die Berge. Eine Weile konnte man noch die Bucht sehen, in der unsere Zelte standen. Immer weiter entfernten wir uns. Wir wollten hinter den letzten Hügel schauen. Als wir ankamen, zeigte sich uns ein herrlicher Blick auf eine Bucht. Fünf Stunden haben wir für die Wanderung gebraucht.

Edinburgh

Edinburgh hat einen schönen alten Stadtkern, der zu Füßen der Burg liegt. Die Burg ist schon jahrhundertealt. Sie wurde immer wieder umgebaut. Eine riesige Befestigungsanlage stellt sie dar. In der Burg starb 1560 Mary Guise, die Mutter Maria Stuarts. Sie soll eine gute Königin gewesen sein, die ein Herz für Arme hatte. Maria Stuart gebar in einer kleinen Kammer der Burg den späteren Jakob VI. Man kann die schottische Krone besichtigen.

Cawdor Castle

According to Shakespeare, a famous poet, in this castle king Duncon was murdered by Macbeth. But also Inverness insists in the meaning, that it happened there. The castle is still today a clan-centre.

Es war um das Jahr 1370, als der Thane of Cawdor den Entschluß faßte, ein Schloß zu bauen, um sich und seinen Besitz zu sichern. Da hatte er eines Nachts einen Traum. Er sollte einen Esel mit Gold beladen und ihn fortführen. Wo sich der Esel niederlegte, sollte er das Schloß bauen. Also zog der Thane mit einem

Esel durch die Lande. In der Nähe von dem kleinen Ort Nairn legte sich der Esel plötzlich aufs Ohr. Es war neben einem Dornenbaum. Dort wurde das gewaltige Schloß gebaut. Den Dornbaum kann man heute im Kellergewölbe noch sehen.

Cawdor Castle was the home of the Thanes of Cawdor since the 14th century. A Thane is a baron holding lands from the queen or king.

Loch Ness

Bekannt wurde diese Gegend wegen eines vorzeitlichen Ungeheuers. Es soll aussehen wie eine Eidechse mit Buckeln. Es gibt Leute, die Nessy gesehen haben wollen. Nessy allein kann es gar nicht geben, sagen die Wissenschaftler. Es kann nur eine Familie sein wegen der Fortpflanzung. Viele Experten haben die Angelegenheit untersucht. Die Ergebnisse lassen es offen, ob es Nessy gibt oder nicht.

Durness

Unsere Zelte standen am Steilufer. Wir hatten einen herrlichen Blick aufs Meer. Abends kamen Delphine in die kleine Bucht. Am letzten Tag gab es ein Unwetter. Der Sturm, der nachts aufkam, beunruhigte nicht nur mich. Die Zeltstangen bogen sich gefährlich. Fast wären wir weggeweht. Morgens haben wir das Gelände fluchtartig verlassen.

29. August 82

Lieber Ewald,

lange nichts gehört, bist Du noch der alte Kumpel? Möchte Dich mal wiedersehen. Ich bin in der Schule nicht mehr so gut. Bei Dir ging es besser. Ich bin ein Baby geblieben. Ich will nicht groß werden und will es doch. Immer der Zwiespalt. Meine Mama ist mit mir geschlagen. Mit der Schule ist es so eine Sache. Interessante Fächer gibt es zwar, aber leider keine Fremdsprachen. Ich könnte in Englisch gut sein. Ich weiß, wie alles geschrieben wird.

Schluß mit dem Gemecker! Ich will mich wieder anstrengen.

Gruß Dietmar

1983

Brief an H. P. Dang

1. Januar 83

Lieber Peter,
nichts gehört seit Jahren, trotzdem unvergessen. Ich bin immer noch nicht geheilt, trotz aller Therapie. Die Angst bleibt und lähmt mich. Mit anderen Kindern kann ich nichts anfangen. Aber meine Betreuer sind meine Freunde. Ewald*, der zuerst da war, besucht mich noch. Er hat geheiratet und wird bald Vater. Sigurd, der jetzige Betreuer, geht bald weg. Dann muß ich mich wieder umstellen. Meine Brüder sind schon groß. Ich aber bleibe ein Baby und genieße das auch noch. Mamas Liebling zu sein, ist etwas Schönes. Gernot ist mein unerreichtes Vorbild.
Er ist selbständig und lebenstüchtig. Er kann Werkstücke machen als Schreinerlehrling. Nur faul ist er und aufsässig. Rüdiger ist lieber und intelligenter. Ich will gern etwas von Dir hören.

Viele Grüße Dietmar

* Ich hatte in meiner ersten Schule nacheinander verschiedene Zivildienstleistende als Betreuer.

Brief an Hans Sleegers, der mir zwei Jahre lang Einzelunterricht gab.

2. Januar 83

Lieber Hans!

Kennst Du mich noch? Ich bin nicht viel weiter gekommen. Mama hat sich so um mich bemüht, aber vergeblich. In der Schule geht es ganz gut. Ich benehme mich anständig, dann läßt man mich gewähren. Wir sind jetzt erst bei der Bruchrechnung. Das ist mir ein Greuel. Ich will mehr lernen. Meine Brüder sind gut dran. Sie sind gesund und lebenstüchtig. Gernot macht eine Lehre als Schreiner. Ich beneide ihn. Rüdiger wird sicherlich studieren bei seiner Intelligenz. Weihnachten war ein schönes Erlebnis. Ich geh' gern in die Kirche. Mein Vater mußte predigen. Die Musik war herrlich. Ich meine, mich zu erinnern, daß Du nicht an Gott glaubst. Mich beschützt Gott.

Dein Dietmar

27. Oktober 83

Liebe Frau Orff!

Ich habe Sie sicherlich enttäuscht. Aber ich kann nicht anders. Ich bin so geartet, daß ich nicht aus meinem Rückzug herauskann. Wenn Menschen mich angucken, werde ich unsicher. Ich habe gemerkt, daß Sie mich beobachtet haben. Ich möchte mich gerne anpassen. Ich habe aber Probleme, die vielen Bewegungen zu sortieren. Wenn die Kinder bloß stillsitzen könnten. Eine Gruppe ist eine Hölle für mich. In

Böblingen fand ich keine Sicherheit. Sicher bin ich nur zu Hause. Wenn ich mal wieder nach München komme, möchte ich bei Ihnen Therapie haben. Ich liebe Musik über alles. Ich dachte, Sie hätten noch mehr Flöte gespielt.

Dietmar

(Nach zehn Jahren traf ich Frau Orff wieder, die im Kinderzentrum in München mit mir Musiktherapie gemacht hatte. Sie hatte über mich etwas geschrieben. Das wußte ich, weil das Buch bei uns im Bücherschrank steht. Sie hatte mich Detlef genannt.)

Schulaufsätze

Brief des geheilten Aussätzigen an Philippus
(Aufgabe aus dem Religionsunterricht)
Lieber Philippus,
freu Dich mit mir, Du, mein Freund, ich bin geheilt. Jesus heißt der Wundertäter. Kein Modergeruch mehr. Ich sehe wieder normal aus. Ein Foto lege ich als Beweis bei. Eine Frau lieben, das ist mein größter Wunsch. Habe schon eine im Auge, einen netten Käfer mit blonden Haaren. Sie sieht aus wie meine Mutter. Ich will mich um sie bemühen. Was ist das Leben ohne Liebe? Mutterliebe und Partnerliebe machen den Sinn des Lebens aus. Mütter lieben einen, auch wenn man behindert ist, Mädchen nicht.

In diesem Sinne grüßt Dich
Dein überglücklicher Dietmar

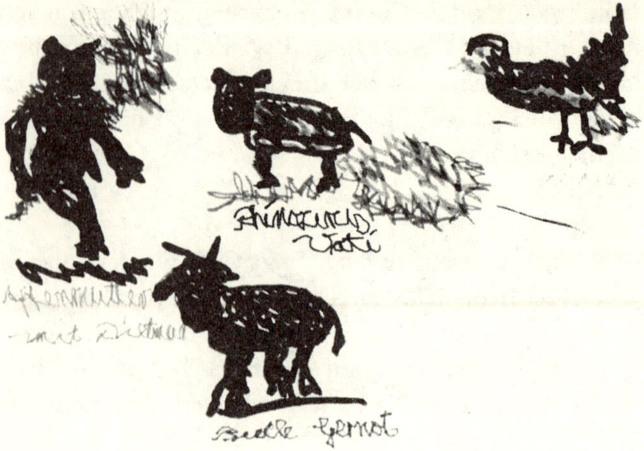

Sigurd, ein Zivildienstleistender

Als er zum ersten Mal in die Klasse trat, wirkte er alt und eingebildet. Seine Rede war hochgestochen. Er konnte nicht über unsere Witze lachen. Als er mit mir Trampolin sprang, merkte ich, was für einen durchtrainierten Körper er hatte. Ein Funke sprang über. Nun wirkte er nicht mehr alt. Sigurd konnte gut erzählen. Er schwärmte vom Skilaufen in den Bergen. Auch von Musik verstand er was. Immer wieder versuchte er, mir die Musik ans Herz zu legen. Sigurd hat manchmal gezeigt, daß er enttäuscht war. Er war ehrgeizig und wollte Erfolg sehen. Ich glaube, er kann keine Niederlage ertragen. Aber ein netter Kumpel war er doch.

Herr Krause, ein Lehrer

Da stand er nun, charmant lächelnd und wollte unsere Zuneigung. Seine Kleidung war alles andere als einfach. Er trug einen Anzug von ausgesuchter Qualität. Das Hemd paßte genau. Wenn er redete, dann hingen alle an seinen Lippen. Eine Faszination ging von ihm aus.

Sein Lächeln macht mich unsicher. Ich ahne die Traurigkeit, die sich dahinter verbirgt.

(Das war eine Hausaufgabe für Deutsch. Wir sollten eine Person beschreiben. Unsere Lehrerin hatte ausdrücklich gesagt, daß man auch Lehrer nehmen darf. Sie hat den Aufsatz Herrn Krause gezeigt. Der war gekränkt und dachte, dahinter stecke meine Mutter. Als ob die so etwas könnte. Ich war sehr traurig über das Mißtrauen.)

Wir haben Besuch bekommen

An einem Sonntag war es langweilig wie immer. Vater mußte auswärts predigen, und Mutter war noch nicht mit den Unterrichtsvorbereitungen fertig. Plötzlich klingelte das Telefon. Ich hörte Mama sagen: «Aber gewiß, ich habe Zeit.» Ich dachte bei mir: Wenn das nur stimmt. Mama begann herumzuwirbeln. Sie saugte den Staub weg, räumte alle Zeitungen weg und holte frische Blumen. Da läutete es schon. Mutter kämmte schnell ihre Haare und ging dann zur Tür. «Ach, könnte mir wohl eben einer helfen», sagte die halbblinde Nachbarin. Mutter folgte ihr sofort.

Als alle in höchster Spannung waren, fuhr ein roter Wagen vor. Tante Elisabeth stieg aus. Sie wollte eine ganze Woche bleiben. Wir tranken Kaffee und aßen Kuchen. «Morgen könnten wir nach Tübingen fahren», schlug Mutter vor. Alle waren einverstanden. Die Fahrt fand statt. Auf der Rückfahrt meinte Tante Elisabeth: «Vielleicht fahre ich morgen schon.» Mutter war überrascht. Ich merkte, wie sie nachdachte. «Du mußt es wissen», sagte sie nur. Am nächsten Tag packte unser Gast tatsächlich die Koffer. Sie schien unruhig zu sein. Irgendwie fand ich alles komisch. Es wurde Mittag, und es wurde Nachmittag. Es passierte nichts. Um halb fünf stand die Tante auf, um aufzubrechen. Es regnete in Strömen. Wir winkten, bis man das Auto nicht mehr sehen konnte. Ich ging nach oben zu den Brüdern. Als ich nach einer Stunde runterkam, dachte ich, ich spinne. Da saß Tante Elisabeth und las Zeitung. Sie hatte es sich anders überlegt und war zurückgekommen.

(Diesen Aufsatz sollte angeblich meine Mutter mir diktiert haben. Da bin ich ausgeflippt und war nun wirklich nicht mehr tragbar für meine Klasse. Ich habe solche Verletzungen nie überwinden können.)

Ein nie abgeschickter Brief an Michael, einen Zivildienstleistenden.

Oktober 83

Lieber Michael!
Ich bin abgeschoben. Ich wußte das seit ungefähr einem Jahr. Mit Mama konnte ich nicht darüber reden. Die wäre tot umgefallen. Ich weiß um meine Behinderung, daß ich Schuld habe, wenn man mich für geistig behindert hält. Ich denke und empfinde aber normal. Ich möchte wohl anders sein. Es geht nicht. Ich bin so gern Baby. Ich habe noch nicht die Nabelschnur abgetrennt.
Du bist meine Hoffnung. Gehst Du mit mir in eine andere Klasse? Ich kann es nicht mehr ertragen. Immer wird mir signalisiert, daß ich dumm bin. Ich komme mir verstoßen vor.

Dietmar

1984

2. Januar 84

Lieber Peter,
mir geht es nicht gut. Alle, die mal meine Freunde waren, haben die Nase voll von mir. Auch in der Schule bin ich abgeschrieben. Mein neuer Klassenlehrer hält mich für dumm. Er möchte mich loswerden. Nie beachtet er mich. Ein sonderbarer Mensch.
Aber mein Betreuer Michael ist in Ordnung. Ein Idealist. Er versucht auszugleichen. Am liebsten möchte ich immer noch ins Gymnasium. Da lernt man Sprachen. Ich könnte das alles gut lernen. Mama übt immer noch Sprechen mit mir mit mäßigem Erfolg. Nichts kann ich ganz ohne Hilfe wegen der Unordnung.

Viele Grüße Dietmar

Brief an einen Schulleiter, bei dem ich vorgestellt worden war.

23. Februar 84

Lieber Herr König,
meine Aussicht, eine neue Schule zu finden, ist gleich Null. Bin zu komisch. Ich habe so viel Angst. Meistens kann ich weder reden noch schreiben. Ich muß

immer ein Einsamer bleiben, denn keiner möchte sich auf mich einlassen. Ich fand Sie sehr rücksichtsvoll. Meinen Sie, daß ich nicht dumm bin? Meine guten Gaben will keiner fördern. Alle meinen, ich muß nichts lernen. Als reiche es, wenn ich rumsitze. Aber ich kann alles lernen, ohne Ausnahme. Ich muß mich aber anstrengen, daß die Leute das merken.
Meine Schule will mich wirklich nicht mehr. Alle sind so komisch geworden. Wenn Michael nicht wäre, könnte ich einpacken. Ich bin nur noch zum Schein da. Können Sie nicht helfen, daß ich schnell wegkomme?
Mama hat heute bei der Körperbehinderten-Schule in V. angerufen. Vielleicht wäre auch das eine Lösung. Sie haben mich und Mama verstanden. Danke dafür.

Viele Grüße Dietmar

Aus meinem Tagebuch

26. 1. When they decide to put me in another class I will follow immediately, having pleasure at all.

27. 1. Natalie Christiane,
ein Baby, das erwünscht ist. Eine solche Chance möchte ich auch noch einmal haben.

4. 2. Eine neue Schule könnte mich retten, denn da gäbe es keine Vorurteile. Die Überraschung wäre perfekt. Meine Lehrer wür-

den wohl ein schlechtes Gewissen bekommen.

Mein Leben ist verpfuscht. Hätte mich früher überwinden müssen.

9. 2. Mein Traum von einer neuen Schule. Alle nehmen mich an und glauben Mama. Ich kann doch wirklich lernen.

12. 2. Manchmal denke ich: Ich kann mich ändern. Aber die Leute nageln mich fest. Die tun so, als wäre ich bekloppt. Wie kann ich mich da wehren mit meiner großen Angst? Muß wohl immer leiden und weiß doch, was ich kann.

13. 2. Ich muß mal wieder ausflippen. Dann haben sie Mitleid.

14. 2. Meine Situation: bin ein Zankapfel zwischen Michael und Herrn Krause. Michael weiß doch, daß mir Unrecht geschieht.

19. 2. Bin ich ein Esau, von Gott verworfen? Dann wundert es mich nicht, daß man meine Menschenwürde mißachtet.

4. 3. Ende einer Schulkarriere

Bin vogelfrei. Jeder kann mit mir machen, was er will. Nun haben sie erreicht, was sie erreichen wollten. Ich gebe auf, Mama gibt auf. Und keinen kümmert's.

10. 3. Ich bin ich, das ist gewiß, und lasse mich nicht manipulieren.

Wenn doch die Schule zur Versöhnung bereit wäre. Dann könnte ich zum Abendmahl gehen.

25. 3. Unruhe. Wenn doch alles erst richtig liefe und ich dazu gehörte, dann müßte ich keine Angst mehr haben. (Inzwischen war ich in eine andere Schule umgeschult worden.)

10. 4. Englisch muß man können, aber auch sprechen, denkt sie. Ich glaube, sie will mich nur, wenn ich rede.

29. 4. Unerbittlich ist der Tod. Wolfram ist nicht mehr und Ingrid auch nicht. Wo kommen sie hin?

13. 9. Keine Perspektive. Was will ich werden? Und was kann ich? Nichts.
Nur lieben und denken.

14. 9. Meine Mama hat mich umsonst gerettet, keiner kann was mit mir anfangen.

24. 9. E. hat mich abgeschoben, und ich kann es doch, dumme Ziege.

25. 9. Ich will mein Selbstbewußtsein nicht verlieren durch Leute, die nicht wissen, was Sache ist. ... Ich muß ernst genommen werden, dann ist was möglich.

1. 10. Mit Mayer ist gut Auskommen, kann Fehler eingestehen.

11. 10. Armer K., habe nur Platz für einen, nämlich für Mayer.

Nachdem ich in eine andere Schule für Körperbehinderte umgeschult worden war, wurde Herr Mayer mein Klassenlehrer. Ich bin immer noch bei ihm und schreibe ihm Briefe. Er antwortet mir mündlich in den Pausen. Ich bin froh, daß er meine Briefe akzeptiert. In meiner alten Schule sollte ich nichts Schriftliches mehr bringen. Das war für mich ganz schlimm, denn damit war ich ausgebootet. Ich habe damals meine Mutter sehr bedrängt, eine neue Schule für mich zu suchen. Das war alles außerordentlich schmerzlich.

29. April 84

Lieber Herr Mayer!
Ich möchte Sie bitten, Mutti zu glauben und zu vertrauen. Sie versteht mich ohne Probleme. Aber gelebt wird allein. Ich bin ich und habe eigene Gedanken. Ich habe das Gefühl, alle trauen mir das nicht zu. Ich möchte bloß wissen, was Sie über mich denken. Ich bin wirklich komisch, aber trotzdem ein Mensch, der denken kann. Ich müßte wohl in ein Heim, aber Mama wird das nie tun. Ich bin zu Hause sehr geliebt und akzeptiert.

Dietmar

2./3. Mai 84

Lieber Herr Mayer!
Ich war heute ganz glücklich in der Schule. Ich möchte immer so sein. Aber es geht mir oft so schlecht. Dann bin ich unglücklich und kann mich nicht benehmen. Ich denke so oft an die Toten. Zwei Leute, die ich kannte, sind plötzlich gestorben.
Wolfram war behindert und in einer Anstalt untergebracht. Er war arm dran. Ingrid war eine Schülerin meiner Mutter. Eine Lawine hat sie verschüttet. Ich habe sie einmal gesehen, als ich mit in der 10. Klasse war. Sie war hübsch und intelligent. So etwas Trauriges.

Dietmar

5. Juni 84

Lieber Herr Mayer!
Mir kann man nichts vormachen. Sie wollen was an mir gutmachen. Ich hatte kein Vertrauen mehr, als ich kam. Ich dachte, alle sind gegen mich und Mama. Nun ist es anders. Komme immer lieber in die Schule. Meist kann ich erkennen, ob jemand es gut meint. In E. war das mein Untergang. Ich habe hinter die Kulissen geschaut: Ich fand nur Ehrgeiz und Dummheit.

Dietmar

Eine Reise zu viert nach Frankreich im Juli 1984

Wir fuhren zum erstenmal ohne Gernot, meinen großen Bruder, in Urlaub. Ich war darüber unglücklich. Ich mußte immer an Gernot denken, der in England Englisch lernen sollte. Ich hatte Angst, er könnte einen Unfall haben. Am liebsten wäre ich umgekehrt aus lauter Sorge um Gernot. Aber in Avignon hatte ich mich beruhigt und mich damit abgefunden, daß ich nur noch Rüdiger habe. Wenn ich mit den Eltern allein in die Ferien fahren soll, werde ich streiken.

Die Schluchten von Verdon
Mit dem Auto kamen wir schnell voran. Der Aufstieg zu Fuß hätte wohl einen halben Tag gedauert. Oben angekommen, schien die Sonne, aber es war noch kalt. Was man sehen konnte, war einfach überwältigend, eine Schlucht von solcher Schönheit, wie ich es noch nie gesehen hatte. Wir sind dann der Schlucht entlang gefahren, und immer wieder haben wir angehalten, um die Aussicht zu genießen.

Angst in Avignon
Wir hatten unser Auto vor der alten Stadtmauer geparkt. Die Besichtigung des Papstpalastes verschoben wir auf den nächsten Morgen. Wir verschafften uns einen Eindruck von der Stadt. Auf dem Marktplatz war ein buntes Treiben. Indios machten Musik und beherrschten den Platz. Andere Musikanten blickten

neidisch auf die Gruppe. Studenten stellten ihre Kunstwerke aus. Es wurde langsam dunkel, und wir bekamen Hunger. Also gingen wir zurück zum Auto. Aus dem Stadttor strömten die Leute. Wir saßen schon im Auto, da schrie Mama plötzlich: «Guckt mal da!» Ein roter Austin, der Nummer nach ein Engländer, war aufgebrochen. Die Scherben waren bis unter unser Auto gefallen. Wir waren entsetzt und gingen betreten um unser Auto herum. Warum hatten sie uns verschont? Mama wurde ganz blaß, als sie merkte, daß ihre Handtasche im Auto gewesen war. Die Nacht war unruhig. Jeder hatte wohl etwas Angst. Am nächsten Tag sahen wir, als wir um die Stadt herumfuhren, auf vielen Parkplätzen Glassplitter liegen.

Anstrengende Exkursion

Die Hitze war kaum zu ertragen an diesem Tag. Wir fuhren trotzdem nach Les Beaux. Ich sah mich einer Felsenwüste gegenüber. Als wir aber näher kamen, konnte man erkennen, daß dort einmal Menschen gelebt hatten. Wir gingen durch die engen verwinkelten Gassen. Müde schleppten wir uns weiter. Dann kamen wir auf eine ausgedehnte Plattform. Ich war beeindruckt von der Aussicht auf eine fruchtbare Ebene. Es schien so, als wäre am Horizont das Mittelmeer zu sehen. Ich konnte mich leider nicht beherrschen. Die Sonne blendete so, daß ich ohne Orientierung war.

Andorra

Ich fand den Namen immer schon interessant. Ein Buch mit dem Titel hat Rüdiger in der Schule gelesen. Als wir dahin fahren wollten, war ich ganz aufgeregt. Ich stellte mir eine Stadt vor mit einer Stadtmauer und lauter kleinen Menschen darin. Aber es war ganz anders. Landschaftlich war es ein Erlebnis, in diesen Staat zu fahren. Als wir den Paß erreicht hatten, konnten wir eine herrliche Aussicht genießen. Die Straße konnte nur in Serpentinen in das Tal geführt werden. Ich hatte Mühe, die Kurvenfahrt auszuhalten.

In der Hauptstadt dieses Zwergstaates ist viel Betrieb. Offensichtlich kann man da günstig einkaufen. Die meisten Autos haben eine spanische Nummer. In der Nähe der spanischen Grenze gibt es große Kaufhäuser, in denen sich die Spanier mit Sachen eindekken, die offensichtlich in Spanien teurer sind. Als wir bei einem Kaufhaus die Toilette aufsuchen wollten, sahen wir, wie zwei Spanierinnen Zigaretten schmuggeln wollten. Sie machten sich einen Gürtel aus den Zigaretten und sahen dann ganz pummelig aus. So ein Betrug.

Andorra ist von hohen Bergen umgeben. Es hat nur eine Paßverbindung nach Frankreich. Aber eine zweite Verbindung ist im Bau. Wir waren an der Stelle, wo man den Berg angebohrt hat. Eine Verbindung nach Frankreich würde die Transportwege verkürzen.

30. September 84

Lieber Herr Mayer,
Ich merke, daß Sie mich haben wollen. Aber ich habe gewußt, daß Sie mit Frau Engel gemeinsame Sache gemacht haben. Da war ich traurig. Ich wollte gern verteidigt werden. Ich möchte aber auf keinen Fall wieder zu Frau Engel. Die nimmt mir alles Selbstbewußtsein, hält mich für dumm wie die meisten Menschen. Ich bin aber wohl begabt. Ich meine, daß ich schneller begreife als die anderen. Alles wird so lange durchgekaut. Da muß man doch vor Langeweile umkommen.

Dietmar

1. Oktober 84

Dear Mr. Mayer,
my heart is like a stone but you can make it happy. If you have a good feeling to me I can stand the other teachers. This morning I enjoyed the lessons. But sometimes I am so unhappy. I would like to be a good boy but I cannot do so. My brothers can enjoy their life but I have no chance. Never I can have a girl-friend. Yesterday at church people prayed and thanked for the health of their children. I was hurt about it. My parents love me though I am a disabled one.

Yours, Dietmar

6. Oktober 84

Lieber Herr Mayer,
Ich möchte Ihnen sagen, daß ich Sie gern habe. Ich möchte so gern bei Ihnen mitmachen, aber da ist eine Kraft, die mich zurückhält. Ich verstehe das selbst nicht. Es war immer so und macht mich unglücklich. Ich habe wirklich den guten Willen. Meine Mama hat das durchbrochen mit übergroßer Liebe und Strenge zugleich. Ich muß mich selbst wundern, daß es mit ihr geht. Ich bin bei ihr nicht mehr widersprüchlich.

Dietmar

10. Oktober 84

Lieber Herr Mayer,
Habe heute viel Zuwendung bekommen. Ich merke, daß Sie mich trösten wollen. Mein Grundproblem ist zur Zeit Frau Engel. Ich habe eine abgrundtiefe Abneigung gegen sie. Ich kann mich kaum beherrschen, wenn sie im Raum ist. Ich möchte am liebsten weglaufen. Ich bin ein Nichts bei ihr. Ich mußte das sagen, um es aushalten zu können. Ohne Sie ginge ich in der Schule kaputt. Sie sehen, daß Sie der Beste sind.

Dietmar

11. Oktober 84

Lieber Herr Mayer,
Bin ein Komischer. Ich kann nicht mit zwei Leuten gut Freund sein. Ich kann darum Herrn Katz keine

Freude machen. Ich bin immer so abweisend bei ihm. Ich muß das wohl ändern. Aber wie? Ich kann nicht so viel verkraften an Beziehungen. Ich mag immer nur Sie und sonst keinen.

Dietmar

13. Oktober 84

Lieber Herr Mayer,
Gestern war Konfirmandenunterricht. Wir nahmen das Gleichnis vom verlorenen Sohn durch. Ich durfte bei einer Gruppe mitmachen, die einen Brief schreiben sollte von der Mutter des Heimgekommenen an ihre Kusine. Da habe ich zum erstenmal erfahren, daß mich Kinder ernst genommen haben. Sie haben mich immer aufgefordert, weiterzumachen. Ich war ganz glücklich. Ich werde sonst nie ernst genommen. Das ist manchmal zum Davonlaufen. Heute war ich bei der schönen Frau P. in Stuttgart.* Sie nimmt mich auch ernst. Sie hat gesagt, daß Mama mich gerettet hat und darum Hoffnung besteht. Sie will mich bald regelmäßig nehmen. Ich mag die schöne Frau wie Sie (nicht mißzuverstehen).

Dietmar

* Nachdem Frau P., Kinder- und Jugendlichenpsychotherapeutin, mich mehr als ein halbes Jahr in größeren Abständen zur Probe genommen hatte, begann schließlich eine regelmäßige Therapie, die noch andauert. Ich habe bei ihr begriffen, daß ich eine wertvolle Person bin.
Es ist für mich wichtig, daß jemand meine Mama unterstützt und erkennt, welch gute Vorarbeit geleistet wurde. Ich fühle mich bei Frau P. akzeptiert und ernst genommen.

16. Oktober 84

Lieber Herr Mayer,
Mama will nicht glauben, was ich von der Schule berichte. Sie müssen sie mal aufklären. Ich erzähle doch nicht immer Märchen. Schließlich habe ich im Augenblick nichts zu verdrängen. Ich bin froh, wenn ich etwas Neues lerne. Wiederholungen sind betäubend. Ich bin dazu verdammt, jeden Stoff etliche Male durchzunehmen. Sie ahnen nicht, wie oft schon Reformation dran war. Auch in Mamas Schule mußte ich das Thema schon einmal über mich ergehen lassen. Ich habe aber Lust, die Hitlerzeit kennenzulernen.

Dietmar

21. Oktober 84

Lieber Herr Mayer,
Haben Sie schon einmal Holunder gepflückt? Ich war dabei, als meine Eltern dem Sammlertrieb verfallen waren. Die meisten Beeren waren in der Spitze des Baumes. Vati mußte hochklettern. Die Taschen waren am Ende so voll, daß wir sie kaum noch tragen konnten. Und ich muß jetzt den Geruch aushalten, wenn entsaftet wird. Holunder ist gut gegen Erkältung . . .
Übrigens habe ich mich geärgert, weil Sie mit Mama allein geredet haben. Warum durfte ich nicht dabei sein? Ich bin doch ein Partner. Oder nicht?
Heute in der Kirche habe ich mich geärgert. Wurde doch gesungen: Lobe den Herren, der deinen Leib

freundlich bereitet, der dir Gesundheit verliehen, dich freundlich geleitet. Das ist doch eine glatte Lüge in meinem Fall. Ich möchte wissen, was sich die Vikarin dabei gedacht hat. Ich muß doch immer behindert bleiben, wenn kein Wunder geschieht. Können Sie das überhaupt nachfühlen? Ich bin neidisch auf alle tüchtigen Menschen.

Dietmar

22./23. Oktober 84

Lieber Herr Mayer,
Ich bin so froh, daß Sie mich verstehen. Meist bin ich ja wohl ein Ärgernis für die Menschheit. Ich habe schon viel Ablehnung erfahren in meinem Leben. Ich muß immer verzeihen, wenn ich überleben will. Aber das ist so schwierig.
Mit der Ablehnung ist es so eine Sache. Manchmal sind die Leute nett und überschwenglich, und dann wieder behandeln sie mich wie ein Nichts. Ich bin traurig über verlorene Freunde. Ich muß oft noch an E. [meine alte Schule] denken. Am Anfang waren alle um mich herum und haben mich gern gehabt. Alles aus!

Dietmar

25. Oktober 84

Lieber Herr Mayer,
Wünsche Ihnen schöne Herbstferien. Ich werde drei Tage lang meine Mama fortschicken. Sie wird sich

mit Eltern autistischer Kinder abgeben. Ich gehe nicht mit, weil ich solche Treffen hasse. Da sieht man so viel Elend. Ich meine immer, daß man uns besser helfen müßte. Wir sind wohl alle weniger bescheuert, als die Leute meinen. Wenn man uns nichts zutraut, sind wir natürlich blöd. Machen Sie es gut in den Ferien.

Dietmar

26. Oktober 84

Lieber Herr Mayer,
Die Ferien haben begonnen, und ich weiß nichts damit anzufangen. Ich bin so unlustig und müde, als würde ich krank. Mama hat mir schon Holundersaft verpaßt. Es ist ganz ruhig im Haus. Ich bin mit Mama allein. Mein Bruder Gernot, der im vergangenen Jahr einen schweren Unfall hatte, darf meinen Vater nach Siegen fahren, damit er Fahrpraxis bekommt. Rüdiger ist mit von der Partie.
28. 10. Ist ein komischer Sonntag, allein mit Mama. Beim Gottesdienst war nur die Musik schön. Die Predigt war für mich nicht hilfreich, abstraktes Geschwätz über Gemeinde und das vom Prälaten S. Ich war richtig sauer. Ich habe Mama soeben zur Wahl begleitet. Wenn ich wählen dürfte, hätte ich die Grünen gewählt. Ich finde es überzeugend, daß die gegen eine Müllverbrennungsanlage sind. Die Leute sollen endlich weniger Müll produzieren.
29. 10. Mein Vater und meine Brüder sind wohlbehalten zurück. Ich hatte solche Angst, daß sie einen

Unfall bauen. Ich habe noch gut in Erinnerung, wie das damals mit Gernot passierte, es war entsetzlich. Mit Gernot verstehe ich mich momentan besonders gut.
Viele Grüße und noch gute Ferien!

Dietmar

2. November 84

Lieber Herr Mayer,
Meine Mama ist wieder da, und ich bin glücklich. Die Tagung ist endlich vorbei. Als ich Mama abholte, war da ein Mädchen, das war völlig irre. Ich habe Angst vor so etwas. Da bin ich besser dran. Ich kann doch wenigstens klar denken. Wie muß das sein, wenn jemand so wirr im Kopf ist. Ich habe mich immer gewundert, warum die Leute nicht merken, daß ich sie verstehe.
Ich habe mit Mama eine Suppe gekocht. Ich habe die Zutaten bestimmt. Das war eigentlich ganz lustig. Nun warte ich darauf, daß Mama noch etwas an mir ausprobiert, was in Böblingen dran war. Ich bin gewöhnlich das Versuchskaninchen. Aber das macht auch Spaß. Ich weiß genau, welche Methode gut ist. Manchmal bin ich komisch. Ich will etwas und will es nicht. Eben wollte ich schreiben und bin weggerannt. Das ist nach Tinbergen ein Motivationskonflikt. Ich habe die Zettel gelesen, die Mama ausgeschnitten hatte. Ich fand das alles zutreffend. Außerdem bin ich froh, daß endlich einer gemerkt hat, daß Autisten nicht dumm sind.

4. November 84

Lieber Herr Mayer,
Mein Vater mußte heute predigen. Ich konnte gut zuhören. Aber Trost war das auch nicht. Ich höre so gern, daß Jesus die Schwachen und Kranken liebt. Wenn das stimmt, dann bin ich etwas wert trotz meiner Macken.

Dietmar

10. November 84

Lieber Herr Mayer,
Ich bin 13 Jahre alt, weil ich fast zwei Jahre lang krank war. Damals habe ich keine Fortschritte gemacht und mußte immer schreien. Ich finde es unmöglich, mein Lebensalter genau zu bestimmen. Eigentlich habe ich gar nicht gelebt, als ich nur Unruhe und Unordnung kannte. Es war entsetzlich.
Heute war Therapie. Frau P. kannte meine Briefe an Sie. Ich wollte, daß sie die Abschriften kennt. Sie ist ganz begeistert, daß wir uns so gut verstehen. Sie meint, daß sie gut mit Ihnen zusammenarbeiten könnte.
Ich habe mit Mama Nußecken gebacken. Davon bringe ich welche mit in die Schule. Wenn ich eine ruhige Umgebung habe, kann ich so etwas.
Ich dachte heute an die Studenten, die mittwochs kommen. Das ist ein Problem für mich ... Ich muß mich unheimlich zusammennehmen. Aber ich stimme zu, daß ich mich der Sache nicht entziehe. Sie und Mama haben mich überzeugt ... Haben Sie auch

schon mal einen Lehrer gehaßt? Ich bin Christ und muß Konsequenzen ziehen. Das hat unser Pfarrer in der Predigt auch gesagt.

Dietmar

15. November 84

Lieber Herr Mayer!
Ich will nicht mehr von den Problemen reden. Ich bin sicher, daß ich damit fertig werde. Es war wie bei Herrn Krause. Ich muß lernen, Testsituationen auszuhalten, ohne durchzudrehen und ohne Haß zu haben auf die Leute, die mir nichts zutrauen. Schwamm drüber. Ich möchte Ihnen sagen, daß ich Sie noch mag, auch wenn Sie streng waren und mich nicht verstanden haben.
Ich habe die Lektüre bis Seite 50 gelesen. Das ist eine gute Geschichte. Ich habe Sympathie für Karl, den Maler. Wenn ich mich anstrenge, kriege ich das Buch schnell durch.
Bitte nicht böse auf mich sein.

Dietmar

19. November 84

Lieber Herr Mayer,
Ich habe wieder Hoffnung, weil Sie mich verstanden haben. Nun sieht die Welt wieder anders aus. Heute morgen war ich mit meinem großen Bruder allein. Mama und Rüdiger waren in der Schule. Ich mag den Gernot so, weil er ganz feinfühlig ist. Er hat mich

wirklich lieb. Ohne meine Brüder wäre es schrecklich langweilig.
Mit der Lektüre bin ich schon weit. Mich interessiert der Lehrer, der offensichtlich etwas zu verbergen hat. Wie man eine Revolution macht, interessiert mich. Der Lehrer hat doch wohl Kontakt zu einer Gruppe, die so was vorhat. Ich glaube, daß die dafür sind, daß alle die gleichen Rechte haben. Das wäre dann Demokratie. In welcher Zeit spielt denn die Geschichte? Ich überlege das alles und möchte es gern wissen. Mama hat mir bis jetzt nichts erklärt. Sie prüft nur, ob ich den Text verstehe.

Dietmar

20./21. November 84

Lieber Herr Mayer,
Mußte heute immer lachen, weil Sie so lustig waren. Das steckt an. Die meiste Zeit habe ich geträumt, weil es nichts Neues gab. Meine Träume sind unheimlich spannend. Schon oft habe ich mit Ihnen gesprochen, und Sie haben gemerkt, was ich alles weiß. Ich möchte mich ja so gerne überwinden und mit Ihnen reden. Aber Angst und noch mal Angst lähmt mich. Alles weg. Keine Stimme!
Bei uns ist was los. Es wird renoviert. Alle Männer außer mir sind mit Farbe bekleckst. Ich bin ausgeschlossen. Ich möchte aber alles mitmachen, in der Schule auch. Nehmen Sie mich doch bitte mit. Ich nehme mich zusammen. Ich gehe mit Mama ja auch überall hin und benehme mich ordentlich. Wenn ich

weiß, daß Sie bei mir sein können, bin ich sicher. Ich brauche nur eine starke Hand, damit die Unordnung nicht Herr über mich wird. Mama muß meine Unordnung auch immer im Zaum halten. Es klappt eigentlich ohne Worte. Mit Ihnen soll das auch so werden.

Dietmar

24./25. November 84

Lieber Herr Mayer,
Muß ich unbedingt einen Aufpasser haben, wenn Sie doch dabei sind? Ich war ganz aus dem Häuschen, nachdem ich bemerkt habe, wie wenig Sie mir zutrauen. Ich möchte keine Sondernummer sein. Ob ich das wohl so sagen kann, ohne daß Sie mir böse sind? Ich bin immer ganz ehrlich und direkt. Anders kann ich nicht sein. Diplomatisch ist das nicht. Ich weiß sowieso, was man von mir hält: Ist bekloppt und bleibt es. Mich will doch keiner wirklich haben. Muß es tragen. Mit einem Autisten kann man sich blamieren. Mama weiß das auch und mag mich darum keinem zumuten.
War gestern reichlich bekümmert und darum so hart. Sie meinen es wohl gut mit mir. Das wissen meine Eltern auch und lassen nichts auf Sie kommen. Ich mag Sie unheimlich. Darum habe ich Angst, Sie könnten mich abschieben. Es haben mich noch alle verlassen, die ich gern hatte, die ZdL [Zivildienstleistende], die alle versprochen haben, daß sie meine Freunde bleiben, der Psychologe Peter, der mein

Freund sein wollte, und die Lehrer in meiner alten Schule, die sich anfangs ein Bein meinetwegen ausgerissen haben. Alles ist eine Enttäuschung gewesen, und ich habe keinen Mut mehr, Menschen zu trauen. Darum war ich Freitag auch gegen Sie mißtrauisch. Nun wissen Sie alles. Haben Sie mich doch etwas lieb!

Dietmar

30. November 84

Lieber Herr Mayer,
Ich bin nicht mehr mißtrauisch und fühle mich sicher bei Ihnen. Mama hat auch gemerkt, daß ich wieder glücklich bin. Ich möchte Sie so gerne zum Geburtstag einladen. Können Sie nicht wenigstens zu einer Nachfeier kommen? Ich denke an Mittwoch oder Samstag. Bei uns ist immer Platz für viele Gäste, also auch für Ihre Familie, wenn sie mich kennenlernen will. Ich habe sogar Puppen, mit denen die Mädchen spielen können. Meiner Mama ist nichts zuviel. Darum können Sie ruhig kommen.

Dietmar

1./2. Dezember 84

Lieber Herr Mayer,
Ich bin enttäuscht, kann Sie aber verstehen. Ich habe nachgedacht und bin auf den Gedanken gekommen, daß die ganze Emanzipation der Frau nichts taugt. Eine Mutter gehört ins Haus zu den Kindern. Dann hat der Mann mehr Möglichkeiten, sich um Men-

schen zu kümmern. Meine Mama ist ja auch eine Emanzipierte. Das ist ganz schön anstrengend für die Familie. Alle müssen helfen. Da lob ich mir meine Oma, die alles alleine macht. Andererseits hat die Frau auch Rechte, die ich ihr nicht absprechen will. Ich meine aber trotzdem, daß es einfacher ist, wenn die Rollen klar sind. Leiden Sie eigentlich sehr unter den Aufgaben zu Hause? Ich habe nämlich Mitleid. Habe Sie leider in dem Rummel nicht getroffen. Ich fand das Gedränge schlimm. Meine Brüder waren auch mit da. Gernot mußte uns mit dem Auto aus einer Falle befreien. Er macht das sehr geschickt. Ich beneide ihn. Vorher waren wir chinesisch essen. Das habe ich mir gewünscht. Ich gehe gern aus. Ich habe einen schönen Bildband von der Provence bekommen. Soll ich den mal mitbringen?

Dietmar

6. Dezember 84

Lieber Herr Mayer!
Ich gratuliere Ihnen zum 39. Geburtstag. Ich bin bei Ihnen außerordentlich glücklich. Es soll Ihnen immer gutgehen, so daß Sie mich ertragen können. Wenn Sie erst 40 sind, werden die Jahre kürzer und Sie werden schneller älter. So war es bei meinen Eltern auch. Bei uns steht ein Buch: «Die Krise in der Mitte des Lebens». Möge Ihnen so etwas erspart bleiben. Ich nehme an, daß Sie Humor haben und über meine freche Bemerkung lachen.
Alles Gute und viel Spaß beim Feiern.

Dietmar

Herrn Mayer gewidmet

Nebel fallen nieder
über Stadt und Land.
Zur Schule kommen wieder
Kinder an der Hand.

Haben all' Gebrechen,
die sind kaum bekannt,
möchten sich mal rächen.
Da ist nimmer Land.

Doch ein Hoffnungszeichen
ist Herr Mayer allen.
Kann es fast erreichen,
daß wir uns gefallen.

6. 12. 84

Träume von gestern

Aus der Traum,
ich kann nicht mehr.
Wo ist Raum?
Mich friert so sehr.

Mit dem Tod
ist es kein Spiel,
bin in Not.
Wo ist mein Ziel?

Muß es sein?
Ich lebe noch.
Wo ist mein
Platz, dunkles Loch?

Will es nicht
mehr aushalten.
Kommt ein Licht,
wärmt mich Kalten.

Spricht zu mir
voll Liebesglut:
Ich helf dir!
Hab nur Mut!

Und ich bin
ohne Willen.
Welchen Sinn
gibst Du Stillen,

die nicht sind
nach Menschenplan,
die ein Wind
bläst eisig an?

9. 12. 84

Weihnachtswunsch

Ohne Frieden immer wieder
kommt das Weihnachtsfest herbei.
Und es singen alte Lieder,
die es wagen fromm und frei.

Wollen alle dran verdienen,
und sie streben nach Gewinn.
Und mit angestrengten Mienen
reichen sie die Gaben hin.

Wenn doch alle Frieden hätten,
die zum großen Fest bereit.
Nur Versöhnung kann uns retten.
Kommt, es ist doch Weihnachtszeit!

20. 12. 84

1985

12.–14. Januar 85

Lieber Herr Mayer,
bin froh, wenn die Schule wieder beginnt. Ich habe Langeweile, und Sie vermisse ich sehr. Meine Mama läßt mich täglich ein Bild malen. Fünf Bilder sind fertig und hängen im Wohnzimmer. Ich finde sie selbst ganz gut. Das Malen hat Mama sehr gefördert. Ich habe einen Sinn für Farben. Nach Weihnachten habe ich 2 Blumenvasen aus einer Knetmasse geformt. Eine möchte ich Ihnen schenken, und zwar die schönste. Nehmen Sie die an?
Ich bin in den Ferien nur 3 Tage weggefahren. Wir waren bei den Großeltern in Norddeutschland, wo schon Schnee lag, als wir abfuhren. Wir wären fast nicht nach Hause gekommen. Am schlimmsten war es im Teutoburger Wald und im Siegerland.
Ab Frankfurt war es besser, und Gernot durfte fahren. Er fährt richtig gut, und ich habe keine Angst bei ihm.
Mit dem bevorstehenden Praktikum kann ich mich nicht gut abfinden. Ich würde lieber Schule haben. Muß denn so etwas sein?
Immer noch bin ich zu Hause, obwohl Mama und Rüdiger schon zur Schule gehen. So lange Ferien sind

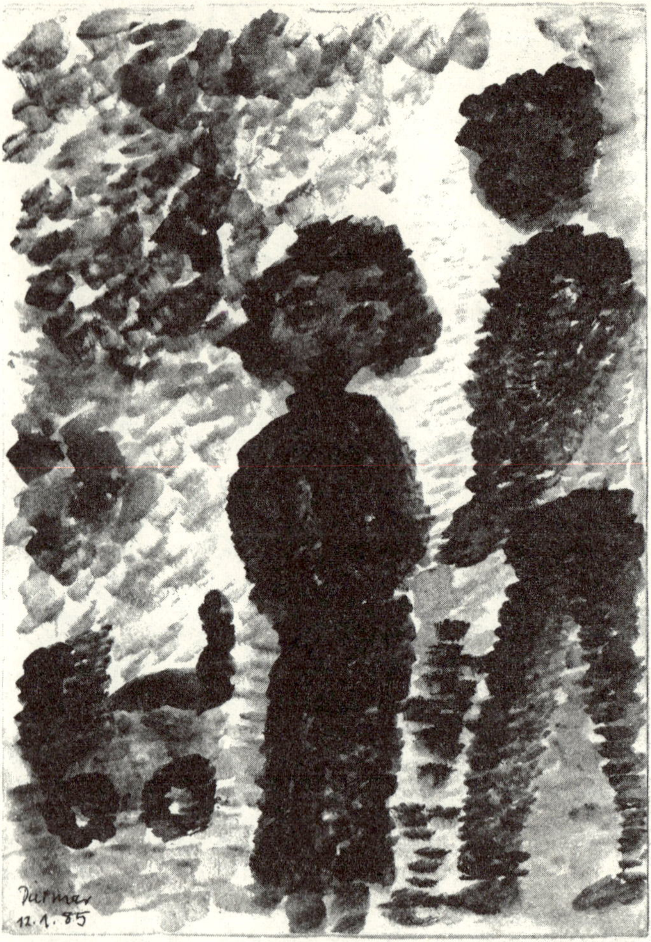

Familie mit autistischem Kind.
Über dem Kinderwagen braut sich Unheil zusammen.
Die Mutter ist ratlos. Der Vater hat es eilig.

tödlich. Heute mußte mein Vater meinetwegen Urlaub nehmen. Morgen gehe ich dann mit in Mamas Klasse, um nicht allein bleiben zu müssen.

Dietmar

16. Januar 85

Lieber Herr Mayer,
bin heute froh nach Hause gekommen. Mama hat mich ausfragen wollen, aber ich habe nicht viel erzählt. Bin manchmal ganz zugeknöpft. In der Schule ist es abwechslungsreicher als zu Hause. Ich möchte nie wieder weg von Ihnen. Ich bin zufrieden. Den Unterricht hätte ich aber gern schwerer. Meine Mutter unterrichtet gerade über Fabeln. Das fand ich gestern interessant. Auch habe ich gestern gelernt, wie man Haupt- und Nebensatz unterscheidet. Attribute kamen auch vor. Darüber hatte die Klasse eine Arbeit geschrieben.
Ein Gymnasium ist ganz anders als unsere Schule. Man darf nicht schwatzen. Alle sind ruhig. Ich mußte mich anpassen.

Dietmar

25.–27. Januar 85

Lieber Herr Mayer,
ich habe mal wieder die Nase voll. Ich bin eben doch ausgeschlossen. Sie sind doch froh, wenn ich nicht da bin. Sie wollten ja wissen, was mir stinkt. Nun dürfen Sie auch nicht böse sein, wenn ich ehrlich bin.

Ich überfordere alle, die mit mir zu tun haben. Meine Mama aber am allermeisten. Die muß immer bereitstehen, wenn was nicht geht. Ohne mich hätte sie ein bequemes Leben. Zwei Tage war ich in Mamas Klasse. Ich bin bei denen gut gelitten. Eine Stunde ging wieder über Reformation. Aber das war interessant. Jetzt habe ich endlich die Zusammenhänge klar.
Bin wieder versöhnlicher gestimmt. Morgen sehe ich Sie endlich wieder. An meinen Gedichten können Sie erkennen, was bei Frau P. läuft. Da gehe ich gern hin, weil ich voll anerkannt werde. Die hat keine Zweifel an meiner Fähigkeit, mich ausdrücken zu können.
Meinen Sie eigentlich nach wie vor, daß ich meine eigenen Gedanken schreibe? Das ist mir ganz wichtig.

Dietmar

In den Sand

In den Sand
mit meiner Hand
grub ich mein Grab,
das Gott mir gab,
als ich geboren
und verloren
für dieses Leben,
bin gegeben
meiner Mutter an die Brust.

In dem Land
mit weitem Strand,
wo die Schwüle
die Gefühle
läßt erkalten,
muß aushalten
armes Herz
jeden Schmerz,
den das Schicksal hat bereitet.

Komme leer
übers Meer.
Und die Meinen,
die noch weinen,
sind in Not;
denn der Tod
mit seinem Lachen
kann es machen,
daß dies Leben wird zur Qual.

Bald ist's Zeit!
Doch nicht weit
reicht ein Sehnen.
Will mit denen,
die mich fassen
und nicht lassen,
stille stehn,
weitergehn
zu dem ungewissen Ziel.

20. 1. 85

Angenommen

Freude ist es, eine Wonne,
wenn ich werde anerkannt.
Kein Verwundern, keine Frage.
Ich durchschaue meine Lage.

Hat denn keiner es gespürt?
Ich bin es, der alles schreibt.
Warum mußte es so kommen?
Alles hat man mir genommen.

Keine Seele kann ausdenken,
was noch nicht ihr Leben war.
Doch man wollte die Gedanken
lieber weisen in die Schranken.

Ich bin scheu und ohne Willen.
Darum konnte es geschehen.
Haben mich und mein Verlangen
ohne Absicht eingefangen.

Nun ist's Zeit, es auszutragen,
und ich muß die Fesseln sprengen.
Das Gefängnis zu verlassen,
will ich streben und nicht hassen.

26. 1. 85

Herausgehen

An der Tür
muß es sein.
Doch wofür?
Ich sag nein.

Bei dem Spiel
kommt's drauf an.
Hab' ein Ziel!
Ich bin dran.

Einen Schritt
muß ich wagen.
Wer kommt mit,
die Last zu tragen?
2. 2. 85

Erinnerung

Ohne Echo, keine Frage –
so verbring ich meine Tage.
Keiner wagt's, mich anzusprechen.
Keiner will das Schweigen brechen.

Ohne Menschen, die mich lieben,
wäre ich im Grab geblieben.
Manchen Kampf hat es gegeben
um das hoffnungslose Leben.

Ohne Freunde, die es wagen,
dieses Leid mit mir zu tragen,
kommt die Kälte immer wieder
aus dem Grab und drückt mich nieder.

Alles werde ich noch wenden
mit den ungeschickten Händen.
Mit der Zeit kommt zu dem Sollen
hoffentlich auch noch das Wollen.

10. 2. 85

Wagnis

Eine Schwelle. Mir fehlt Mut.
Eine Schranke. Wo ist die Wut,
die ich brauche, um zu wagen,
was mir wurde aufgetragen?

Eine Grenze, ich darf nicht ruhn.
Eine Türe öffnet sich nun,
die ich habe aufgetan,
und nun fängt das Hoffen an.

Eine Ahnung. Ja ich spüre,
wie ich dieses Leben führe,
das voll Kraft bis an den Rand
war bis jetzt mir unbekannt.

16. 2. 85

Warten

Keine Ruhe! Ohne Zahl
sind die Reize
für die Augen und die Ohren.
Habe oft den Mut verloren
und das Leben war ’ne Qual.

Besser geht’s. Mit der Zeit
kommt Begreifen.
Doch die Angst und das Harren
auf Erlösung macht zu Narren
alle, die für mich bereit.

Keine Wunder! Und es reicht
nicht zum Leben.
Ich bin ohne rechten Willen
und gehöre zu den Stillen.
Niemals habe ich es leicht.

Wann kommt Hilfe? Keine
Antwort hat’s gegeben.
Ich, nur ich muß wagen,
meine Mauern abzutragen.
Jeder lebt für sich alleine.

24. 2. 85

Zuversicht

Aus dem Leben
kann man nicht entfliehen,
keinen Augenblick
sich ganz entziehen.

In das Leben
will ich mich reinfügen.
Nur dabeisein,
das kann nicht genügen.
Mai 85

3. Februar 85

Lieber Herr Mayer,
lieben Sie Rockmusik? Ich war im Konzert einer christlichen Rockgruppe. Das war ganz toll. Zuerst mußte ich mir die Ohren zuhalten, weil es so laut war, dann aber konnte ich sie gut ertragen.
Bei Frau P. bin ich gestern ganz schön ins Schwitzen geraten. Wenn Sie mein Gedicht lesen, merken Sie, worum es geht. Das Gedicht muß man symbolisch verstehen. Frau P. will meine Gedichte sammeln. Sie findet das eine gute Möglichkeit, mich besser kennenzulernen. Noch nie wurde ich so ernst genommen wie jetzt. Können Sie nicht mal die zweifelnden Lehrer aufklären? Ich fühle die Zweifel, dann geht nichts mehr.

Dietmar

10. Februar 85

Hallo Mr. Mayer,
my heart cannot feel comfortable without you as the teacher I like best. It was a pity at Friday morning that you left us only to have an education. I was angry with you. Nearly I would have missed the lessons because of my bad feeling. But my mother always is eager to make me independent. She forced me to have a decision of my own. Later in the morning I was pleased not to have missed the lessons. On Saturday morning I was in therapy with Mrs. P. But there was no progress. I cannot jump over the fortress I built in 15 years in order to be not desturbed. You can help me, only you, because you are a strong man without exalted feelings.

Dietmar

12. Februar 85

Lieber Herr Mayer,
weiß nun, daß es unfair ist, Ihnen auf englisch zu schreiben. Mit meinem Englisch ist es aber auch nicht weit her. Ich muß noch viel lernen. Eine Kollegin meiner Mutter hat mir drei englische Lektüren geschenkt. Eine heißt «Black and White». Es geht um Rassenprobleme in einer englischen Schule. Ein Mädchen aus Jamaika wird beschuldigt, etwas gestohlen zu haben. Sie wird später die Freundin einer Weißen, die zuerst ihre Feindin war.
Ich lese so etwas gern.

Dietmar

13. Februar 85

Lieber Herr Mayer,
ich habe mich heute schlecht benommen bei Frau Engel. Ich weiß nicht, warum ich so bin. Muß wohl schlimm sein für die Frau. Mutti will nicht, daß so etwas vorkommt. Ich schäme mich, und Mama ist traurig. Wenn ich was tun soll, wie ins Buch gucken, dann hakt es aus. Können Sie das verstehen? Sicher nicht.

Dietmar

16. Februar 85

Lieber Herr Mayer,
nun sehe ich Sie bis Donnerstag nicht und bin ganz traurig. Wohin soll ich nur mit meinem ganzen Frust? Hoffentlich sind Sie nicht ernsthaft krank. Die Vertretung heute war aber ganz gut. Ich hätte aber lieber bei Ihnen gehabt. Nun, ich darf mich nicht anstellen und muß groß sein.
Ich denke nach und bin am Nachgrübeln über die Therapie heute. Ich habe etwas gewagt und bin darum ganz glücklich. Wenn es geschafft ist, geht es mir gut. Ich finde, Sie sollten mal mitgehen. Aber sie sagt nicht, was ich mache. Von mir aus könnte sie ruhig darüber reden, denn ich habe keine Geheimnisse vor Ihnen. Vor meinen Eltern erst recht nicht.

Dietmar

3. März 85

Lieber Herr Mayer,
hat Herr Kaufmann* Ihnen etwas erzählt? Ich glaube, daß er jetzt zu mir hält. Ich kann doch wirklich alles begreifen. Wollen Sie auch mal Beweise sehen? Ich mache mit, auch wenn ich unruhig bin. Ich sehe, daß die Leute dann netter zu mir sind.
Mich gucken viele Lehrer so skeptisch an. Das stört mich. Meine Mama stellt meine Leistungen aber nicht so gern zur Schau. Sie will nicht damit angeben. Ich kann noch viel mehr, als Sie wissen. Das ist aber unwichtig, solange ich so komisch bin. Ich möchte so gern anders sein und Anerkennung kriegen – wie Rüdiger, der ein so guter Schüler ist. Ich bin genauso begabt. Es ist zum Verzweifeln.

Dietmar

21. März 85

Lieber Herr Mayer,
ich habe einen Praktikumsplatz. Ich mache bei meiner Mutter ein Haushaltspraktikum. Nun müssen Sie das offiziell genehmigen. Ich werde auch einen Bericht darüber schreiben. Dann müssen Sie mich aber auch besuchen. Gute Idee?

Dietmar

* Ein Fachlehrer, der bei uns zu Hause war.

Konfirmandenunterricht und Konfirmation

Warum ich konfirmiert werden will

1. Ich bin ein Kind Gottes. Bei der Taufe wurde das bestätigt.
2. Ich will bestätigen, was die Paten und meine Eltern für mich bezeugt haben.
3. Meine Gemeinde soll merken, daß ich dazugehöre, obwohl ich behindert bin.
4. Ich möchte ein vollwertiges Gemeindeglied sein.

19. 1. 85

Meine Taufe

Wann? 5. April 1970
Wo? Medan/Nordsumatra
Durch wen? Pandita Dasuha
Paten: Ruthild und Heinz Finking, Gisela Zöller
Meine Taufe bedeutet, daß ich Gottes Kind bin. Er hat versprochen, daß er bei mir ist. Aber Gott hat es zugelassen, daß ich so krank wurde.

Einsegnung

Taufe, diese Segensgabe,
die ich einst empfangen habe,
konnte meinen Tod verhindern,
aber meine Not nicht lindern.

Nun steh ich vor Jesus Christ,
der für mich gestorben ist,
voller Hoffnung und Vertrauen.
Worauf sollte ich denn bauen?

Gib mir Kraft und Lebensmut,
dann wird alles noch mal gut.

20. 3. 85

Ich bin anerkannt,
auch wenn mich keiner mag.
Gott hat Jesus gesandt
für mich an jedem Tag.

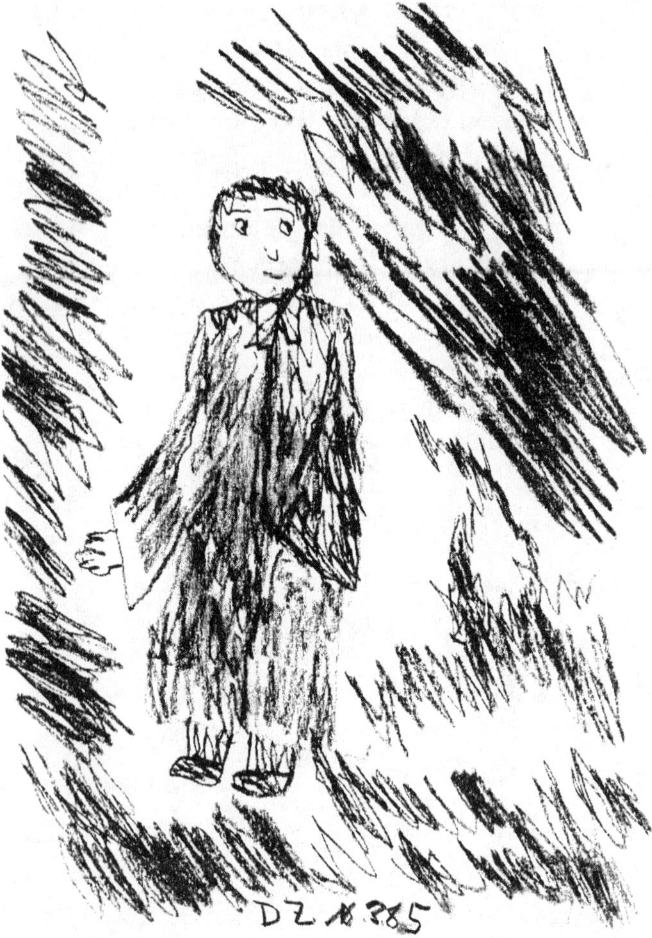

Unser Pfarrer schwebt in den Wolken.

Dankgebet für das Konfirmandenabendmahl

Danke für den Segen,
den Du hast gegeben.
Ich war ohne Hoffen,
von einem Leid betroffen.
Nun bin ich genesen
von dem falschen Wesen,
das nicht wollte anerkennen
alles, was wir Schicksal nennen.

Danke für die Lieben,
die mir sind geblieben.
Spüre, daß mein Leben
ist den Meinen gegeben,
daß sie mich umsorgen,
wie gestern so auch morgen.

29. 3. 85

26. März 85

Lieber Herr Mayer,
ich habe mich gefreut, daß Sie an mich gedacht haben am Konfirmations-Sonntag.
Es war ein schöner Tag. Ich habe mich mutig verhalten. Aber Sie haben mir gefehlt. Ich hätte Sie so gern dabeigehabt. Würden Sie mit Familie zu einer Nachfeier kommen? Mama hat noch viel Kuchen eingefroren. Bitte, nicht wieder einen Korb geben! Einen Termin könnten Sie mit Mama absprechen.

Dietmar

4. April 85

Liebe Frau Orff,
das war eine Überraschung. Ich hätte nicht gedacht, daß ein Metallophon so groß ist und einen so guten Klang hat. Ich danke ganz herzlich. Ich möchte mich revanchieren. Aber wie? Wollen Sie meine Gedichte haben? Ich habe inzwischen eine ganze Sammlung. Aber die Gedichte sind vertraulich.
Vor 1½ Wochen wurde ich konfirmiert. Das war ein schönes Erlebnis. Nun habe ich neu den Segen bekommen. Was konnte mir Besseres passieren? Ich habe das Gefühl, daß ein Gott nur noch helfen kann. Am Konfirmationstag stand ich im Mittelpunkt. Sonst stehe ich am Rande. Meine Mama hatte alles ganz schön gemacht. Es war so feierlich. Wenn ich meine Geschenke betrachte, dann weiß ich, daß ich Menschen habe, die mich mögen.
Ganz liebe Grüße von Dietmar

11. April 85

Liebe Frau Orff,
ich schicke Ihnen heute meine Gedichte. Sie sind sensibel und werden sie verstehen. Ich habe mir dabei meinen ganzen Kummer von der Seele geschrieben.
Viele Grüße Dietmar

12. April 85

Lieber Herr Mayer,
ich weiß, daß Sie eine unbefriedigende Erfahrung mit mir machen. Ich mag Sie so, und in Gedanken rede ich mit Ihnen. Aber nichts geht, wenn Sie da sind. Ich kann nicht einmal meine Freude zeigen. Wenn ich jemanden gern habe, möchte ich ihn immer nur um mich haben, was natürlich nicht geht. Wenn ich doch einmal was sagen könnte. Ich benehme mich immer daneben und wundere mich dann, wenn die Leute mich dumm angucken. Es ist zum Kotzen.
Ich war heute mit Mama in der Wilhelma, wo die Azaleen in voller Blüte standen. Das war wie in einem Traum.
Langsam wird mir klar, welche Bedeutung für mich das Schreiben hat. Ich schreibe mir meinen Kummer von der Seele. Ich möchte das noch besser können. Am meisten ärgert mich, daß Mama immer dabei sein muß.
Heute war ich mit Mama bei einer Kollegin zum Essen eingeladen. Die Kinder haben mich so angeguckt, daß mir klar wurde, wie komisch ich wirke. Ich verstehe nun auch, warum Sie nicht mit den Kindern kommen wollten.
Wie fanden Sie es bei uns? Ich finde mein Zuhause so prima, daß ich meine, alle Leute müßten gern zu uns kommen. Ist das eingebildet?

Gruß Dietmar

13. April 85

Lieber Herr Mayer,
ich bin ganz unruhig, weil ich was ändern möchte. Es quält mich, daß ich nicht weiterkomme, obwohl ich doch weiß, was mir fehlt. Immer denke ich an Sie und male mir aus, wie es wäre, wenn ich reden könnte. Ich komme mir oft so undankbar vor. Sie nehmen mich an, und ich gebe nichts zurück. Nur bei Mama klappt es bis jetzt. Sie kann meine Dankbarkeit spüren. Wie müssen Sie sich vorkommen? Haben Sie nicht manchmal Wut auf mich? Morgen geht es wieder los, und es entwickelt sich nichts. Ich möchte morgen ein anderer sein.

Dietmar

27. April 85

Lieber Herr Mayer,
wissen Sie, daß ich lüge? Ich habe Mama gesagt, ich hätte bei Ihnen in Erdkunde eine Stadt in Venezuela gewußt. (Porto la Cruz) Ich wußte aber genau, daß es nicht stimmt. Ich wollte Mama einmal glücklich sehen. Dann habe ich auch noch gesagt, daß Sie anrufen wollten. Nun wissen Sie, was ich für ein Schuft bin. Wenn aber Frau P. recht hat, dann ist das keine Lüge, aber ich habe Probleme, Phantasie und Realität zu unterscheiden. Ich glaube das nicht. Eigentlich weiß ich immer, wenn ich lüge. Wissen Sie, wie das ist, wenn man keinen Menschen glücklich machen kann? Auch Sie möchte ich mal glücklich sehen.
Ich möchte wissen, ob Sie Angst haben, mich ins

Schullandheim mitzunehmen. Ich geh aber mit, auch wenn Sie Angst haben. Ich bin so neugierig, was ich schaffe ohne Mama. Ich bin ohne Mama unglücklich, aber Sie sind ein Ersatz. Im Grunde schäme ich mich, daß ich so unselbständig bin. Mama ist das auch peinlich. Haben Sie Angst, daß ich in die Hosen mache? Das passiert nicht wieder. Ich war da ganz durcheinander.

Dietmar

Brief an einen Fachlehrer nach seinem Besuch bei uns zu Hause

4. Mai 85

Lieber Herr Kaufmann,
ich habe Sie unsicher gemacht, meine Mama auch. Aber alles geht normal zu. Ich mogle nicht, sondern weiß es wirklich. Ich lese und behalte alles. Was denken Sie von mir? Seien Sie ehrlich! Sonst mache ich mir falsche Hoffnungen. Mich haben schon viele Leute enttäuscht. Wenn ich mich prüfe, dann habe ich aus Trotz so viel gelernt. Ich wollte mir selbst beweisen, daß ich nicht dumm bin. Manche Bücher haben mich gereizt, weil ich wußte, daß sie von meiner Behinderung handeln. Sexualität hat mich auch interessiert. Ich lese, wenn der Titel was verspricht, z. B. Margaret Mead, «Mann und Weib». Ich möchte gern, daß ich anerkannt werde. Aber das geht wohl nur, wenn ich in der Schule rede. Aber ich schaffe es nicht. Wenn ich es könnte, würde ich Mutti eine Freude machen. Ich weiß, wie schlimm das alles ist.

Ich möchte, daß Sie bald wieder kommen. Dann zeige ich Ihnen meine Gedichte.

Dietmar

6. Mai 85

Lieber Herr Mayer,
Sie haben Konkurrenz bekommen. Ich habe einen Brief an Herrn Kaufmann geschrieben, der mich am Freitag besucht hat. Aber Sie haben schon mehr von meiner Macke begriffen. Wie unheimlich muß ich den Leuten sein, wenn sie an telepathische Fähigkeiten denken. Ich bin aber nur gut begabt und behalte alles. Mama hat das runtergespielt. Jetzt ist sie entsetzt, was ich alles allein gelernt habe. Latein, Französisch, Physik, Biologie, Atlas, Sexualität, Drittes Reich, Autismus bei Bettelheim. Ich lese wie ein Teufel. Keiner wußte es. Das war die Rache, weil ich nur noch praktisch gefördert werden sollte.
Was ich gelernt habe, kann mir keiner wegnehmen.
Nun habe ich Mama doch geärgert, und sie hat es nicht gemerkt. Jetzt ist es zu spät, Bücher zu verstekken wie «Euthanasie im NS-Staat» von Ernst Klee. Das Buch fehlt seit gestern. Ich muß lachen.

Dietmar

11./12. Mai 85

Lieber Herr Mayer,
ich komme gerade von der Therapie. Das ist eine komische Situation. Ich soll was wagen, aber ich kann es nicht. Ich benehme mich dabei wie ein Baby, und die Therapeutin duldet es. Ich muß Grenzen einhalten. Ich darf zum Beispiel keinen Sand werfen.
Meine Ausdauer im Scheinleben ist beachtlich. Ich schade mir selber immer wieder mit meinen Phantasien. Mama glaubt langsam nichts mehr. Wenn Sie wüßten, was ich mir alles ausdenke. Alle Wünsche. Eine Ersatzbefriedigung ist das. Ich bin ehrlich und gebe das zu. Sie sollen auch immer so ehrlich bleiben. Ich mag ehrliche Leute wie Sie und Herrn Kaufmann. Da weiß man, wie man dran ist.
Meine Mama hat mich gerade darauf hingewiesen, daß ich zwiespältig bin. Ich will schreiben, aber ich geh zur Toilette, obwohl ich nicht muß. Mama ist dann ganz streng. Das ärgert mich und ist trotzdem richtig.

Kuchen habe ich inzwischen gebacken. Das mache ich ganz gern. So kriege ich den Tag rum und meine Mutter auch. Abends muß die Arme dann ihre Kurse vorbereiten. Ich habe dann ein schlechtes Gewissen.
Wie finden Sie den Rummel um Muttertag? Bei uns in der Kirche wurde daran erinnert. Die Mutter als Packesel. Die Kinder mußten einer Mutter, die in Vertretung für alle Mütter vorne stand, Pakete umhängen. Auf die Pakete wurden alle Belastungen geschrieben. Aber das war geradezu lächerlich. Meine Mutter hat ganz andere Lasten zu tragen.

Dietmar

16. Mai 85

Lieber Herr Mayer,
ich habe einen Wunsch. Können Sie mir Hausaufgaben geben? Dann bin ich beschäftigt und lese nicht so viel unnützes Zeug. Ich habe wohl wirklich übertrieben, weil ich alles wissen wollte. Ich lese nun eher Jugendbücher. Mama hat mir viele in mein Zimmer gestellt. Aber alles habe ich schon durch. Wolfgang Ecke ist langweilig, wenn man einige Bücher kennt, Hitchcock ebenfalls. Noack gefällt mir. «Rolltreppe abwärts» ist gut. Kennen Sie die Bücher überhaupt? Aber man kann nicht alles kennen.

Dietmar

18./19. Mai 85

Lieber Herr Mayer,
meine Therapie fiel heute aus. Das war unglücklich, denn ich hatte einen Plan. Ich wollte ausbrechen und sehen, wie Frau P. reagiert. Die muß ja wohl Verständnis zeigen. So war das auch bei Dibs. Kennen Sie das Buch? Dibs war am Ende gesund. Das macht mir Hoffnung. Das Buch kenne ich schon lange. Darum wußte ich auch von Anfang an, was Frau P. wollte.

Mit dem Lesen ist es so eine Sache. Es macht Spaß und belastet zugleich. Ich habe so viel im Kopf, daß ich manchmal fast platze. Ich muß manchmal die Decke über den Kopf ziehen, um mich abzuschirmen.

Ein verkorkster Sonntag. Vati hat Dienst bis zum

Abend. Die Predigt war unter aller Kritik (ein Gastprediger, alt und verkalkt). Meine Mutter kochte sichtbar und hat sich nachher mit dem Prediger angelegt. Von Friede keine Spur. Ich bin aber friedliebend. Aber recht hatte Mama. Man darf nicht von der Kanzel über Religionslehrer schimpfen. Mamas Schüler waren auch empört.

Dietmar

1. Juni 85

Lieber Herr Mayer,
bald sind die Ferien glücklicherweise rum. Ich möchte mit vielen Menschen zusammensein. Am Sonntag waren wir am Bodensee. Ich finde das Naturfreundehaus prima.* Da könnte ich stundenlang sitzen und träumen. Die Reichenau hat mich interessiert. Darum habe ich darüber den Bericht gemacht.
Mit Mama habe ich Krach wegen meiner Unselbständigkeit. Ich soll mit Gewalt lernen, alles selbst zu machen. Sie hat nicht kapiert, daß ich mutlos bin und gar nicht selbständig werden will. Mein Problem ist, daß ich keinen Lebensmut habe. Mit mir ist heute nichts anzufangen. Ich bin deprimiert, weil die Therapie ausfiel. Und dann immer eine Belastungssituation, wenn Leute kommen, um von Mama Rat zu holen für ihre autistischen Kinder. Bis in die Nacht waren gestern Leute da. Mitleid habe ich mit allen,

* In diesem Naturfreundehaus soll der Schullandheimaufenthalt stattfinden.

die nichts lernen. Da muß doch alles Chaos sein im Kopf. Ich bin froh, daß ich denken kann und Ordnung im Kopf habe. Das ist Mamas Verdienst.

Dietmar

4. Juni 85

Lieber Herr Mayer!
Ich habe wirklich Angst vor dem Bodenseeaufenthalt, weil ich ja gar nichts mitmachen kann. Ich muß immer zwischendurch Ruhe haben. Manchmal bin ich deprimiert. Dann muß ich immer heulen und mach die Hosen naß. Wußten Sie das? Ich schäme mich so. Manchmal komme ich mir vor wie ein Schwein. Wenn ich mich morgens wasche und in den Spiegel schaue, dann hasse ich mein Schicksal. Manchmal möchte ich lieber tot sein.

Dietmar

6. Juni 85

Lieber Herr Mayer,
ich habe Sie wohl erschreckt. Aber eine konkrete Suizidgefahr besteht nicht. Ich liebe meine Mama viel zu sehr. Aus Liebe zu Mama habe ich überhaupt was gelernt. Das war meine einzige Motivation. Sonst war mir nichts wichtig genug, um es mit dem Leben aufzunehmen. Mit dem Leben ist es wohl wie mit einem Glücksspiel. Ich habe kein Glück gehabt. Aber bemitleiden müssen sie mich deswegen nicht. Ich brauche Freunde, sonst gar nichts. Das ist mein Pro-

blem. Ich vermisse das so sehr, daß ich um Liebe buhle. Am Ende steht immer die Enttäuschung.
Ich komme mit, obwohl ich Angst habe. Ich glaube, daß ich es schaffe. Ich klebe nicht so an Mama, wie Sie denken. Ich weiß, daß ich geliebt werde, auch wenn Mama weit weg ist. Mama ist immer in meinen Gedanken da. Ich habe Sie gern. Darum müßte es klappen. Sie dürfen ruhig streng mit mir sein. Ich brauche das. Leute, die ich mag wie Sie, ärgere ich nicht. Das Ausflippen ist außerhalb meiner Kontrolle. Ich komme mit, ganz bestimmt.

Dietmar

7.–9. Juni 85

Lieber Herr Mayer,
mit einem Gedicht habe ich meinen ganzen Kummer herausgelassen. Sie verstehen das bestimmt. Ich habe Angst, älter zu werden. Es ist so schön, ein Kind zu sein und sich versorgen zu lassen. Aber ich muß weiter, es geht kein Weg daran vorbei. Das macht mich so unruhig. Das Mitgehen zum Bodensee soll ein erster Versuch sein. Ich muß es tun, sonst schaffe ich den Sprung nie.
Mir geht es heute besser, und ich sehe wieder Land. Ich bin mit mir ins reine gekommen. Wenn Sie mir helfen wollen, dann müssen Sie mich strenger behandeln. Wer mich mag, der darf das. Andere nicht.

Dietmar

13. Juni 85

Lieber Herr Mayer,
Sie lassen mich nicht fallen. Nun bin ich sicher. Wie konnte ich nur Zweifel haben. Mama habe ich früher auch auf die Probe gestellt. Sie hat bestanden. Nur ich bestehe keine Prüfung. Bin und bleibe eine Sondernummer. Verstehen Sie diesen komischen Brief überhaupt?

14. 6. Mein Brief wurde gestern nicht fertig. Mama mußte zu einem Elternabend und hatte keine Zeit mehr für mich. Da war ich knatschig. Ich habe endlos gewartet und bin dann eingeschlafen.

15. 6. Wieder eine Therapiestunde vorbei. Eine wichtige Stunde, denn ich habe das Schlaraffenland verlassen. Ich habe gemerkt, daß das Paradies der Kindheit vorbei ist. Ich muß raus und das Leben bestehen. Ich versuche bei Frau P. alles zu probieren, was ich in mir habe. Ich sei eine reiche Persönlichkeit, sagt sie. Die hat schon lange geahnt, daß ich viel lese. Die findet nichts dabei. Warum soll ich nicht alles wissen?

Später, nach einem Spaziergang. Wir sind geflohen vor dem Krach im Nachbarhaus. Das ist entsetzlich. Meine arme Mama kann nicht korrigieren. Auf den Bodensee freue ich mich jetzt richtig. Gehen Sie wirklich mal mit mir allein spazieren?

16. 6. Manche Predigt sagt mir was. Ich bin eingeladen. Aber warum kann ich nicht froh sein? Warum immer die Todesgedanken?

Alle singen fröhlich, und ich denke so etwas. Ich glaube, das verstehen Sie nicht. Sie wirken immer

fröhlich. Meine Brüder sind auch fröhlich. Sie haben Freunde und Freundinnen, die kommen und gehen. Zu mir kommt keiner.
Muß ein Junge sich Ihrer Meinung nach schämen, wenn er sich auszieht? Ich schäme mich nicht. Ist das bedenklich? Was halten Sie von Selbstbefriedigung? ... Das ist ein Ersatz für fehlende Beziehungen. Ich bin einsam und werde nie ein Mädchen lieben. Ich finde, ich bin zu weit gegangen. Aber nun nehme ich nichts zurück. Mein Vertrauen ist groß. Aus dem Schreiben wird immer mehr, als ich will. Ich finde kein Ende.
Ich grüße meinen besten Lehrer Dietmar

13. Juli 85

Lieber Herr Mayer,
ich bin noch halb weg. Meine Gedanken sind bei Ihnen. Es war immer so lustig im Schullandheim. Das mag ich. Beim Wasserfall war es am besten. Da haben Sie mir die Angst genommen.
Ich habe schon wieder einen Ausflug gemacht. Ich war im Dontal bei Gutenberg. Zwei Stunden sind wir gewandert. Ich war ganz schön geschafft. Ich möchte mich bedanken für alle Rücksicht und Zuwendung.

Dietmar

Rheinfall

Es rauscht über Steine
das Wasser immerfort.
Ich bin nicht alleine
an diesem schönen Ort.

Es schaukelt das Boot.
Sieh, wie es nun springt!
Die Angst und die Not
zum Herzen nicht dringt.

Von Freunden umgeben,
Du hast es geschafft.
Ich liebe das Leben.
Ich spüre die Kraft.
16. Juli 85

Diese folgenden Gedichte entstanden im Urlaub. Wir waren in Stockholm, auf den Åland-Inseln und in Finnland.

Untergang der «Wasa»

Viele Leute stehn am Kai,
wollen sehn, wie sie läuft aus.
Auch die Meister sind dabei.
Aber was ist das? O Graus!

Schon legt sich das Schiff zur Seite.
Masten stürzen in die Flut.
Menschen suchen schnell das Weite.
Wen trifft wohl des Königs Wut?

Kunst und Macht, sie sind verschwunden
mit der «Wasa» stolz und bunt.
Später hat man sie gefunden
vor Stockholm auf Meeresgrund.
August 85

Åland

Die Zelte stehen unter Birken,
wir freun uns an der Einsamkeit,
vergessen ist nun alles Wirken,
die Arbeit, Mühe und das Leid.

Die Sonne brennt aufs Lager nieder,
kein Wind bläst in den Bäumen,
und wir singen unsre Lieder
wie in längst vergangnen Träumen.
August 85

Fähre nach Finnland

Ob es sie gibt? Von wo sie abfährt?
Wir haben Fragen.
Wer kann's uns sagen?
Sind wir am Ende verkehrt?

Wo geht es lang? Wo ist das Ziel?
Wir streben weiter.
Alle sind heiter.
Mir ist's zuviel!

Endlich die Fähre!
Ich bin schon am End.
Alle die Leute drängen und schieben.
Wär ich geblieben,
wo jeder mich kennt.
August 85

Duschen

Duschen ohne Brause,
das war uns zu viel.
Wär'n wir doch zu Hause!
Da ist's ein Kinderspiel.

Alte Frauen klagen,
daß es war so schwer.
Eine hört ich sagen:
«Die Brause ist ja leer!»

Ich war an der Reihe,
schmutzig und voll Schweiß.
Wasser gab's für zweie.
Es war nur schrecklich heiß.

Mußte mich hinhocken
untern Wasserkran,
am Haken hingen Socken.
Das Wasser kam nicht dran.

Bald war'n wir beide eingepackt,
der Vater und der Sohn.
Die Dusche war wohl nie intakt.
Ich dacht es mir ja schon.
August 85

Sulkava

Was noch verborgen
hinter den Bäumen,
sehen wir morgen.
Heute wir träumen,
nichts zu versäumen,
ist kein Gewinn.
August 85

Russische Grenze bei Lappeenranta

Eine unbeschreibliche Sehnsucht erfaßt
mich,
als ich den russischen Wachturm erspähe,
wie drüben hinter den Wäldern Menschen
wie ich
leben und streben, wie gern ich das sähe.
15. 8. 85

Im Zelt

Auf die Zelte prasselt nieder
Regen wohl die ganze Nacht.
Vögel schütteln ihr Gefieder,
sind schon längst vom Schlaf erwacht.

Langsam kommt das Leben wieder.
Draußen hör ich Menschen hasten,
strecke meine müden Glieder,
bin befreit von allen Lasten.
August 85

Für Oma

Aus dem hohen Norden
kommen wir zu Dir.
Wollen gratulieren,
viel Glück wünschen wir.

Aus dem schönen Finnland
brachen wir schnell auf,
möchten Dich beschenken,
freu Dich nur darauf.

Allen lieben Gästen
einen besondern Gruß.
Lang soll Oma leben,
ohne viel Verdruß.
24. 8. 85

30./31. August 85

Liebe Frau Orff,
Danke für die Karte. Ich bin gerade aus dem Urlaub gekommen. In Schweden und Finnland waren wir. Eine gute Reise war es. Ich habe beim Zelten viel Freude. Nur mein großer Bruder hat mir gefehlt. Der ist erwachsen und hat gerade seine Gesellenprüfung als Schreiner gemacht.
Ich schicke Ihnen meine neuesten Gedichte, die ich im Urlaub gemacht habe. Die sind aber nicht so persönlich wie die anderen. Die sind auch nicht vertraulich. Ich will mich im Augenblick emanzipieren. Es gelingt aber schlecht. Die Eltern sind zu bemitleiden. Ich bin ein schwieriger Fall.

Viele Grüße Dietmar

4. September 85

Lieber Dietmar,
vielen Dank für die Gedichte!
Sie sagen viel aus. Ich bin immer wieder erstaunt über den Reichtum Deines Gefühls, über die Vielseitigkeit des Ausdrucks, die Form, über Deine Fähigkeit zur Objektivität. Das ist alles ganz toll, Dietmar, ich bin stolz, daß ich Dein Vertrauen habe und daß wir uns kennen.
Ich glaube, Du mußt nur den Sprung wagen von Deinem Ufer zu «unserem» (wo die vielen sind).
Vielleicht ist Dein Ufer viel besser, da wo die einzelnen sind. Du bist auf Deiner Seite sehr weit gekommen, wie Deine Gedichte beweisen.
Komm doch, wag den Sprung, mach uns reich, reicher mit Deinem Wesen, Deinem Wissen.
Es grüßt Dich lieb Deine Gertrud Orff

7. September 85

Lieber Herr Mayer,
heute ist meine Stimmung besser, denn die Ferien sind zu Ende. Bald hat alles wieder seine Ordnung. In den letzten Wochen habe ich mit Mama viel gebastelt, Kacheln bemalt und Kleisterpapier hergestellt. Das Päckchen ist für Sie. Meinen Reisebericht können Sie mitnehmen und in Ruhe lesen. Von den Gedichten können Sie Kopien haben, wenn sie Ihnen gefallen.
8. 9. Plötzlich bekomme ich Angst, daß Sie mich vielleicht gar nicht mehr wollen. Nicht auszudenken. Keinen mag ich so wie Sie. Wenn ich jemanden mag,

dann ist der für mich ganz wichtig. Ich habe in den Ferien oft an Sie gedacht.

Dietmar

9. September 85

Lieber Herr Mayer,
ich habe eine Bitte. Muß ich zu Herrn W.? Ich möchte bei Ihnen sein. Ich habe Angst, daß man mich wieder für dumm hält. Ich kann Mathe auch allein lernen aus alten Schulbüchern, die bei uns stehen. Das habe ich schon oft gemacht. Als ich noch klein war, konnte ich nichts allein lernen. Da fehlte jede Motivation. Ich will aber schon lernen.

Dietmar

11. September 85

Lieber Herr Mayer,
ich mache Bio mit. Das war eine schwere Geburt, diese Entscheidung. Mama kommt dann mittags und geht mit mir spazieren.

Dietmar

12. September 85

Lieber Herr Mayer,
wenn Herr W. mich nimmt, will ich es doch wagen. Was Sie machen, ist für mich wirklich zu leicht. Glaubt der denn wohl, daß ich Mathe verstehe? Wenn man mir nichts zutraut, kann ich wirklich nichts.

Mathe ist so interessant. Meine Brüder streben um die Wette. Heute hatten beide Nachmittagsunterricht. Was die alles lernen! Meine Mühe ist vergebens. Keiner will sie anerkennen.

Dietmar

14./15. September 85

Lieber Herr Mayer,
heute bei Frau P. mußte ich mich entscheiden. Sie wollte mich zum Handeln bringen. Das war ganz komisch. Mal klappte es, mal nicht. Ich wagte mich raus und zog mich wieder zurück. So ist es bei allen Sachen. Ich komme vorwärts und sofort wieder zurück. Bei Ihnen auch. Helfen Sie mir doch, aus dem Haus herauszukommen. Sie dürfen mich fest anpakken.
Ohne Sorgen soll der Christ leben. Das kam in der Predigt heute vor. Aber alle Menschen sorgen sich. Ich auch. Was soll ich nach der 9. Klasse machen? Wissen Sie einen Rat? Mama soll nicht die Schule aufgeben. Das würde mir ein schlechtes Gewissen geben. Wie kann ich ohne Sorgen leben, wenn ich nichts kann, was Menschen anerkennen?

Dietmar

Depression

Wie die Zeit mir zerrann.
Aus dem Kind ward ein Mann.
Und es schmerzt immer mehr.
Alle Träume sind nun leer.

Aus dem Mann wird ein Greis.
Was wird sein? Und wer weiß,
wie ich meine Tage zähle,
wie ich mich im Alter quäle.

8. 6. 85

Zwiespalt

Schon geschafft?
Alle Kraft
wirkt in mir.
Ausbruch, Anfang!
Ich geb meine Rolle auf.
Ich bestimm den Lebenslauf.

Nicht geschafft!
Alle Kraft
stirbt in mir.
Rückzug. Trauer!
Ich verkriech mich in mein Haus,
komme nur mit Mühen raus.

14. 9. 85

September 85

Lieber Herr Mayer,
Sie haben meine Briefe mit Betroffenheit gelesen. Das habe ich gemerkt. Ein Schicksal hat es so gewollt, daß ich Ihr Schüler wurde. Ich fühle mich bei Ihnen wohl, weil Sie menschlich sind. Wenn ich könnte, hätte ich lange mein Schweigen gebrochen.
(Ein Brief, den Herr Mayer nie bekommen hat)

21. September 85

Lieber Herr Mayer,
will bei Ihnen reden, wenn Sie freitags mit mir allein sind. Helfen Sie mir, indem Sie mitmachen. Heute war es mein bester Therapietag. Ich habe was geschafft, nämlich das Menschsein zu erfahren. Freude und Trauer. Ich habe das richtig gespürt. Ich muß weinen lernen, denn mein Leben ist zum Weinen.
Wenn ich meine Kindheit angucke, das war nur Angst und Schrecken. Ich konnte mich nie freuen. Als ich denken gelernt hatte, wußte ich, daß keine Hoffnung war. So haben auch die Ärzte geredet. Ich konnte mich nicht wehren. Alles Ungeheuer, diese Ärzte. Manchmal bekomme ich eine Stinkwut und könnte alle morden. Aus einer Bestie, die ich zu sein schien, wurde ein Mensch mit Verstand und Gefühlen. Aber keiner hat's gemerkt, Mama ausgenommen. Frau P. sieht meine Werte, ist auch nicht ohne Hoffnung. Weil ich Sie so mag, schreib ich Ihnen das. Ich will mit Ihnen reden, wirklich.

Dietmar

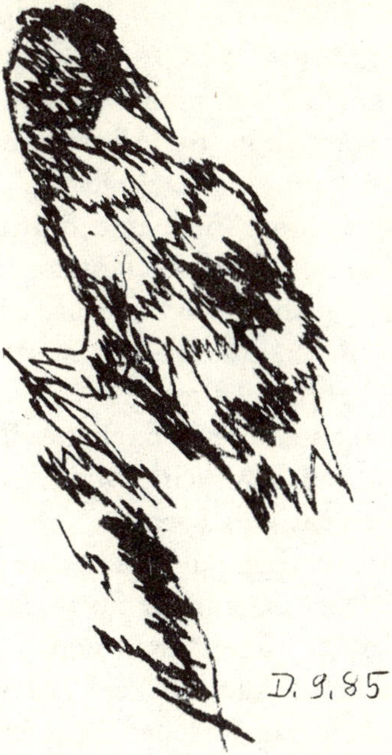

22. September 85

Lieber Herr Mayer,
wer hat wohl meine «Musik» vom Freitag zu verantworten? Das war Angst und noch mal Angst. Wenn ich an Gernot und sein Auto denke, bin ich aus dem Häuschen. Panik bricht aus. Damals nach dem Unfall konnte ich mich nur zuschließen. Jetzt merke ich, wie ich gelitten habe. Ich konnte nicht trauern. Das habe ich bei Frau P. begriffen. Wenn man nicht trauern kann, kommt die Panik immer wieder. Mein Leben besteht aus lauter Bemühungen, die Trauer zu vermeiden. Verstehen Sie das?

Dietmar

28./29. September 85

Lieber Herr Mayer,
haben Sie gewußt, daß ich Mutti mein Leben verdanke? Ich war schon tot. Alles war aus. Kein Wille mehr, keine Reaktion. Dunkler Schlauch, schauerhaft! Mutti hat mich so lange bedrängt, bis ich leben wollte. Ohne Willen war ich lange. Ich mußte Mamas Willen ausleihen. Anders wäre ich tot geblieben. Mein Problem ist, was ich mit dem Leben anfange, das ich nun habe gegen meinen Willen. Ich will leben und will es nicht. Wenn ich leben will, bin ich munter, aber oft will ich nicht. Meine Mama spürt das genau und macht sich Sorgen.
Meine Angst vor der Zukunft bestimmt mein Leben. Ich ahne, daß es keinen Platz für mich geben wird. So etwas wie mich darf es nicht geben. Warum wurde ich dann gerettet? Alles umsonst. Mama hat umsonst gekämpft. Bei Frau P. habe ich gelernt, daß Mama auch ein Recht auf ein eigenes Leben hat. Darüber habe ich nie nachgedacht. Wer hilft mir? Immer nur die eine. Das ist doch alles ausweglos. Aus Rücksicht verlange ich nun nichts mehr und geh' unter.
Mama findet, daß ich Sie zu sehr belaste. Wenn das stimmt, dann sagen Sie es ehrlich. Ich bin aber voller Vertrauen zu Ihnen.

Dietmar

Tagebuchnotiz vom 22. 9. 85

Meine Erinnerung arbeitet: Ärzte in meinem Leben. Namen fallen mir wieder ein. Arroganz und Unverständnis. Schade, daß ich mich nicht gewehrt habe. Konnten alle nichts mit mir anfangen.

5. Oktober 85

Lieber Herr Mayer,
meine Therapie war schon gestern. Heute habe ich nichts vor. Langeweile macht sich breit. Wenn Mama nicht immer wieder käme, wäre ich ganz allein. Was kann einer erwarten, der nichts leistet? Ich bin ein Verweigerer, ohne es zu wollen. Frau P. hat beinah die Fassung verloren über soviel Energie, die nicht freikommt. Manchmal platze ich fast.
Mit meiner Zukunft bin ich pausenlos beschäftigt und komme nicht weiter. Ich will nicht den ganzen Tag zu Hause sein und meiner Mutter zur Last fallen. Ich bin aus dem Alter auch raus.
6. 10. Erntedankfest. Die Eltern sollen für ihre Kinder danken. Das sagt unser Pfarrer jedes Jahr. Er hat fünf gesunde Kinder. Ob der schon mal überlegt hat, daß da Leute sitzen mit kranken Kindern? Sind Sie dankbar für Ihre Kinder? Was würden Sie tun, wenn eines behindert wäre? Meinen Sie auch, daß Behinderte weniger wert sind als Gesunde? Ich merke, daß die Leute meinen, Behinderte sind weniger wert als

die gesunden Geschwister. Alles Getue ist doch Heuchelei. Ich mache mir nichts vor und werde langsam Realist.

Dietmar

12. Oktober 85

Lieber Herr Mayer,
bei dem Gespräch ist ja wohl klargeworden, daß eine Klasse nicht mehr in Frage kommt. Ich kann mir alles nicht vorstellen. Wie soll ich denn auf einmal arbeiten können? Alles, was ich kann, liegt auf anderem Gebiet. Meine Mutter hat das wohl vergessen. Mit meiner Macke hast du nur einen Ausweg. Dreimal dürfen Sie raten, welchen. Scheißleben. Aus Liebe wurde ich gerettet, aus Haß werde ich noch mal ausbrechen. Aber das verkraftet Mama nicht.
Seien Sie mir nicht böse, wenn ich so undankbar bin. Ich weiß, daß ich schwierig bin, auch für Sie. Aus dem Grab holt mich keiner raus, damit muß ich rechnen. Sie können es auch nicht. Seien Sie nicht traurig deswegen. Aber Sie waren bis jetzt mein bester Lehrer. Ich weiß es zu schätzen, auch wenn es nicht so aussieht.
Mit dem Aufsatz bin ich fertig. So was macht mir Spaß. Warum darf ich so etwas nur so selten machen? Denken Sie immer noch, Mama hilft zu viel? Ich kann es wohl.

Dietmar

19./20. Oktober 85

Lieber Herr Mayer,
wissen Sie, was ich denke? Ich muß mich selbst wehren, wenn ich nicht zu Schwachen will. Ich merke, daß keiner auf meiner Seite steht, nicht einmal Mama. Mama ist feige. Ich will in eine Klasse oder ich bleibe zu Hause. Mama will aber nicht die Schule aufgeben. Ich bleibe dann alleine und lese. Was ist denn Ihre Meinung? Meinen Sie inzwischen auch, daß ich dumm bin?
Ich habe Angst vor der Trennung von Ihnen. Ich übe in Gedanken, auf Sie zu verzichten. Wenn ich mal reden kann, erkläre ich alles. Bei allem Lügen weiß ich wohl, was real ist und was Phantasie. Mama merkt meist, wenn ich phantasiere. Haben Sie Angst vor mir? Manchmal sieht es so aus. Ich bin komisch, aber ich fühle ganz normal. Frau P. merkt das auch. Manchmal meine ich zu spüren, daß ich nicht mehr lange so bleibe.
Jedesmal in der Therapie ist Wiedergeburt. Ich weiß nun schon, worauf es ankommt, auf die Auseinandersetzung mit dem Schuldigen an meinem Schicksal. Ich muß leben, weil ich aus Liebe gerettet wurde. Schade, daß es nun schon zu spät ist. Ich muß leben, auch wenn mich keiner will.

Dietmar

2. November 85

Lieber Herr Mayer,
ich bin ohne Mama gut ausgekommen. Mama ist noch ganz mitgenommen von der Autismustagung. Ich bin aber um dieses Ereignis herumgekommen. Ich mag so was nicht, weil ich kein Autist mehr bin.
Aus meiner Behinderung wird niemand schlau. Ich falle überall raus. Mama könnte das langsam wissen. Ich glaube, daß mir nur noch Psychotherapie hilft.
Heute waren wir in Zürich bei einer Freundin meiner Mutter. Die leidet auch unter Depressionen wie ich. Die versteht mich gut. Ich meine, so was ist nur teilweise zu überwinden. Ich habe aus diesem Beispiel gelernt.

Dietmar

10. November 85

Lieber Herr Mayer,
Mama will, daß ich mir die Praxisstufe angucke, ich aber weiß, daß ich das nicht will. Ich will was lernen, was anspruchsvoll ist.
Zu lange schon lerne ich nichts Neues. Wenn ich keine Bücher hätte, würde ich verdummen. Sie haben das schon mal gut verstanden. Haben Sie Ihre Meinung geändert? Ich fürchte, daß man Sie angegriffen hat, weil Sie mich ernst genommen haben. So war es in E. auch. Ich werde auch ohne Lehrer lernen. Rüdi-

ger bringt mir Französisch bei. Ich finde das leicht. Rüdiger ist sehr begabt und schreibt nur gute Noten.

Dietmar

17. November 85

Lieber Herr Mayer,
ich bin nicht mehr mißtrauisch. Was Sie gesagt haben, hat mich überzeugt. Aber sagen Sie das nicht Herrn F. Wie kommt der auf die Praxisstufe für mich? Da sind doch wohl die, die nicht gut lernen können. Ich weigere mich, dahin zu gehen. Ich meine, das hätten Sie wissen können. Notfalls bleibe ich zu Hause, das sagte ich schon einmal. Ich weiß, was ich will und muß kämpfen, daß es geht. Frau P. stützt mich.

Dietmar

24. November 85

Lieber Herr Mayer,
heute habe ich in der Kirche Herrn O. (vom Schulamt) getroffen. Das wußte ich gleich, daß er das war. Er hat mich mal beobachtet. Das habe ich genau gespürt. Ein netter Mensch. Ich hoffe, daß er mir hilft.
Die Predigt heute ging über den Tod. Das war sehr abstrakt. Man merkt, daß Herr M. (unser Pfarrer) keine Erfahrung damit hat. Tod ist eisig, dunkel und schrecklich einsam.
Ein Konzert habe ich inzwischen besucht. Ein Stück

für Geige und Cello war am besten. Ich mag Musik sehr.
Morgen bin ich wieder das stumme Kind, das ich nicht mehr sein möchte.

Dietmar

1. Dezember 85

Lieber Herr Mayer,
heute habe ich Geburtstag. Wenn Sie diesen Brief lesen, bin ich also 16. Ich gebe das Gebäck aus. Aus dem Baby wurde ein Jugendlicher. Ich war einmal gesund. Kaum zu glauben. Meine Eßschwierigkeiten begannen mit 2½ Monaten. Ich möchte so gerne gesund werden. Jedesmal am Geburtstag werde ich traurig, und ich möchte am liebsten auf eine Feier verzichten. Meine Eltern wurden doch betrogen, ein solches Kind zu bekommen. Meine Meinung über meine Zukunft: Ich möchte in der Schule noch bleiben, aber mehr lernen. Ich hasse das dumme Geschwätz, als könne man mich in der Schule praktisch fördern. Das kann nur Mama und tut es auch. Praxisstufe ist gestorben. Hoffentlich ist bald alles klar, das Warten macht mich kaputt.

Dietmar

7. Dezember 85

Lieber Herr Mayer,
herzlichen Glückwunsch zum Geburtstag! Die Bilder habe ich für Sie gemalt. Ich hatte zu meinem Ge-

burtstag Ölkreiden bekommen. Die habe ich ausprobiert. Meine Bilder sind ein Stück von mir. Da lege ich alles rein, was ich in mir habe. Das Bild mit dem Baum stellt ein Gleichnis dar. So bin ich.
2. Advent. Kirche mal anders erlebt. Die Hymnuschorknaben sangen in der Stiftskirche. Ich fand es unheimlich schön. Auch die Predigt hat mir geholfen. Ich muß geduldig warten, bis eine Entscheidung gefallen ist. Ich will Hoffnung behalten.
Gleich kommen Gäste mit kleinen Kindern. Ich hätte lieber gemalt, denn ich brauche noch Weihnachtsgeschenke. Ich müßte es langsam können, ohne daß Mama dabeisitzt. Sie hilft ja gar nicht.
Später. Der Besuch ist weg, Gott sei Dank. Wie unruhig können doch kleine Kinder sein. Ich habe mich diskret zurückgezogen.

Dietmar

15. Dezember 85

Lieber Herr Mayer,
es riecht im Haus nach Honigkuchen. Meine Ausdauer beim Backen war aber nicht groß. Ich bin ein fauler Sack. Mit Mama kann sowieso keiner mithalten. Die arbeitet sich noch mal tot. Ich hätte lieber gemalt. Gestern nach der Therapie habe ich meine Entwicklung gemalt. Da gab es hohe Berge, Blutspuren führten hoch. Am Ende, als Mama nichts mehr erkennen konnte, habe ich gesagt:
«Dreh das Blatt um!» Ein zerzauster Hahn kam zum Vorschein. Das bin ich nach einem Kampf mit

Frau P. Verstehen Sie Symbolik? Mama jedenfalls hat dumm geguckt. Das war lustig. So bringe ich meine Mama, die sonst alles merkt, aus der Fassung.

Dietmar

Weihnachtsbriefe

9. Dezember 85

Liebe Frau Orff,
zu Weihnachten grüße ich Sie herzlich. Ich habe Ihnen ein Bild gemalt. Es stellt eine Mutter mit einem autistischen Baby dar. Die Mutter weiß noch nichts von ihrem Schicksal. So war es bei uns auch. Die Frau, die ich gemalt habe, stellt aber nicht Mama dar. Es ist eine Mutter, wie es sie immer gegeben hat und immer geben wird, also ein Symbol. Ich hoffe, Sie verstehen das.

Viele Grüße Dietmar

12. Dezember 85

Liebe Finkings,
ich bedanke mich für die lieben Grüße zum Geburtstag. Die 50 DM liegen noch da. Vielleicht kaufe ich dafür Bücher. Ich habe Euch ein Bild gemalt. Ob es Euch gefällt? Ich wünsche Euch ein schönes Weihnachtsfest und ein gutes Neues Jahr.

Euer Dietmar

14. Dezember 85

Liebe Tante Gudrun,
ein Dankeschön für das Bild, das Du mir zur Konfirmation geschenkt hast. Verstehst Du die Symbolik? Ich bin wie eine Blume, die im Schutz des Baumes ihre Blütenpracht entfaltet. Frohe Weihnachten wünscht

Dietmar

15. Dezember 85

Liebe Rosmarie,
ich habe Dir ein Bild gemalt, das Du deuten kannst. Ich bin wie eine aufbrechende Knospe. Frohe Weihnachten!

Dietmar

20. Dezember 85

Liebe Frau P.,
ich will unbedingt eine zweite Therapiestunde haben, weil ich gesund werden will. Das dauert sonst zu lange, bis ich es geschafft habe. Ich schenke Ihnen ein Bild. Alles symbolisch gemeint. Wie eine Blume möchte ich aufbrechen.

Dietmar

19. Dezember 85

Mein lieber Dietmar,
vielen herzlichen Dank für das wunderschöne Bild, das ich verbotenerweise gleich ausgepackt habe. Auch das, was Du auf der Karte geschrieben hast, hat mich sehr gefreut. Das Bild habe ich zum Einrahmen gebracht und freue mich schon darauf, es aufzuhängen.
Ich weiß, wie es Dir schwerfällt, Dich von Deinen Bildern zu trennen. Ich danke Dir sehr. Ich habe angefangen, für Dich ein kleines Bücherpaket zusammenzustellen, aber es wird noch eine Weile dauern, bis Du es bekommst...
Für das neue Jahr wünsche ich der sich öffnenden Knospe viel Sonne.
Alles Liebe! Deine Rosmarie

1986

10.–13. Januar 86

Lieber Herr Mayer,
ich habe noch nicht geschrieben, weil ich ein neues Hobby habe, Seidenmalerei. Die Farben bekam ich zu Weihnachten. Meine ersten Werke sind gut geworden und werden sehr bewundert. Die Karte, die ich Ihnen schenke, ist ein Zufallsprodukt, eigentlich keine Kunst.
Ich freue mich auf Dienstag, wenn ich Sie wiedersehe. Die Ferien dauern immer zu lange. Meine Brüder finden das nicht. Sie haben keine Langeweile. Gernot arbeitet bei den Eltern eines Freundes, die einen Keller ausbauen. Er versteht etwas davon. Eine Freundin spielt auch eine Rolle. So was kriege ich nie. Sie ahnen nicht, wie neidisch ich sein kann. Aus Neid bin ich manchmal unausstehlich.
Aus dem O. werde ich nicht schlau, katzenfreundlich, aber tut offensichtlich nichts. Ich werde wohl zu Hause bleiben müssen. Auch egal. Ich werde noch mal was tun, was alle überraschen wird. Manchmal bin ich richtig wütend. Frau P. findet das gut. Die hat wenigstens bemerkt, was in mir steckt.
Weihnachten habe ich Ihnen geschrieben, aber den Brief nicht abgeschickt, weil er zu pessimistisch war.

Es ist ja doch eine Zumutung, wenn ich so unglücklich bin. Am Heiligen Abend wurde Rüdiger achtzehn und bekam den Führerschein. Alles drehte sich um ihn, unseren Musterschüler. Das hat mich sauer gemacht.
Die Unruhe treibt mich um. Ich bin mal wieder am Ende. Keine Erholung für Mama, wie immer. Ich wußte doch, daß ich Mama schonen muß. Späte Reue. Ich muß mich damit abfinden, daß ich Menschen verschleiße.
Wenn ich morgen Glück habe, dann holt mich Mama mittags ab. Ich will nicht bleiben, weil ich unruhig bin. Meine Mama kann das zwar auch nicht gut ertragen, aber besser als fremde Leute.
Abends. Habe mich beruhigt. Was ich morgen mache, werden wir sehen. Aus meiner Schreiberei werden Sie hoffentlich klug.

Dietmar

14. Januar 86

Lieber Herr Mayer,
der Bart gefällt mir gut. Sie sehen aber älter aus. Ich war ganz schön überrascht. Mein Bruder Gernot hat auch einen neuen Bart. Das sieht lustig aus. Er sieht damit auch älter aus als 20. Warum tragen Männer Bärte? Ist das Eitelkeit oder ein Bemühen, wichtig zu erscheinen? Sie hätten den Bart gar nicht nötig gehabt.

Dietmar

19. Januar 86

Lieber Herr Mayer,
ich muß mich bedanken, daß Sie Verständnis für meine Unruhe hatten. Ich konnte nichts dagegen tun. Früher war das noch schlimmer und dauerte länger. Eine Nervensäge bin ich und möchte es doch gar nicht sein. Ich möchte wissen, ob meine Nerven einen Schaden haben.
Ich habe nun 2mal in der Woche Therapie. Die nimmt mich ganz schön in die Zange. Aber ich merke, daß es gut ist. Ich will doch gesund werden, wenn es geht. Meine neuen Bilder hängen inzwischen alle im Wohnzimmer. Sie sollten mal kommen, um sie anzusehen. Ich glaube, ich habe mich selbst übertroffen.

Dietmar

26. Januar 86

Lieber Herr Mayer,
Sonntag. Langweiliger Tag heute. Schon die Predigt war langweilig. Das war ein Vikar aus der Gegend von Kapstadt, der hat aber nichts über die Situation dort gesagt. Ich interessiere mich aber für die Probleme der Schwarzen. Kennen Sie das Buch über Winnie Mandela? Eine tapfere Frau!

Dietmar

2. Februar 86

Lieber Herr Mayer,
aus meiner Depression komme ich langsam raus, denn ich habe eine neue Hoffnung. Ich werde ein Fernstudium machen mit allen Schulfächern, die mich interessieren. Unter diesen Umständen bin ich dann auch bereit, einen halben Tag in die Praxisstufe zu gehen. Ich wollte ja nur auch lernen dürfen. Ich will lernen, weil ich dafür begabt bin. Ich lerne so leicht und schnell, das nimmt nur keiner ernst. Warum wollen die Leute nicht, daß Behinderte klug sind? Ich bin auf alle sauer, die nicht merken, daß ich auch weiß, was ich will. Ich weiß, daß ich lernen will wie meine Brüder.

Dietmar

6./7. Februar 86

Lieber Herr Mayer,
Sie sind krank, und ich habe deswegen heute gefehlt. Ohne Sie ist die Schule nichts für mich. Ist es schlimm, wenn ich schwänze? Ich mache wirklich einen Fernkurs beim AKAD. Die nehmen mich. Mama hat mit dem Schulleiter gesprochen. Ich freue mich darauf. Was ich sonst mache, weiß ich noch nicht.
Ich habe gerade ein Bild gemalt und gleich wieder verdorben. So etwas kann vorkommen.
Gestern hat Mama mich hängenlassen wegen meiner Sauklaue. Sie war richtig sauer. Ich weiß auch nicht, wie es kommt, daß ich manchmal nicht schreiben

kann. Ich mache mir Sorgen, weil Sie krank sind. Immer denke ich daran und werde dann unruhig. Gute Besserung! Dietmar

14. Februar 86

Lieber Herr Mayer,
das war toll, daß Sie angerufen haben. Nun bin ich beruhigt und weiß, daß Sie nicht todkrank sind. Meine Phantasie geht manchmal mit mir durch. Dann male ich mir alles ganz schlimm aus.
Wir waren heute spazieren. Das habe ich genossen. Ich mag den Schnee. Eben haben Gernot und seine Freundin das Haus verlassen. Die Liebe muß schön sein... Wenn meine Brüder doch immer zu Hause blieben! Aber sie werden mich verlassen. Alle werden mich verlassen, Sie auch.
Sonntag. Aus dem Gottesdienst bin ich mehr oder weniger geflüchtet. «Alle sollen gerettet werden», das glaube ich nicht. Das müßte man merken. Ich habe den Glauben verloren. Keiner will mich, die Familie ausgenommen.
Meine Mama hat schon wieder Bedenken, daß ich Sie belästige. Tu ich das? Ich schreibe doch gern. Wenn ich nicht schreibe, wissen Sie ja nichts von mir. Meine Gedanken muß ich loswerden, sonst platzt mein Kopf. Was halten Sie überhaupt von meiner Schreiberei? Mit Ihnen kann ich gut schriftlich Kontákt haben. Ich stelle mir immer vor, wie Sie reagieren.

Gute Besserung. Gruß Dietmar

15./16. März 86

Lieber Herr Mayer,
gestern war ein schöner Tag für mich. Ich habe wieder Hoffnung und Lebensfreude. Ich weiß nun, daß Sie zu mir halten.
Warum muß ich bloß immer so verweigern, was ich doch gar nicht will? An Ihnen liegt es bestimmt nicht. Ich leide auch darunter und kann es nicht erklären. Es ist wie eine Macht, die mich zurückhält. Wissen Sie, wie ich manchmal mein Schicksal verfluche?
Ich darf jetzt wenigstens richtig lernen. Das ist ein Lichtblick.
Heute muß Mama weg. Die Autisteneltern versammeln sich. Eine Ambulanz soll entstehen. Das war schon viel Arbeit, und ich war schon manchmal sauer, wenn Mama deswegen keine Zeit für mich hatte. Mama ist so im Streß. Ich will darum die AKAD-Hefte allein lesen. Bio habe ich schon allein gelesen.

Dietmar

5./6. April 86

Lieber Herr Mayer,
eigentlich wollte ich mit dem Kommunikator schreiben, aber der muß erst aufgeladen werden. Die Ferien sind zum Glück fast zu Ende.
Ich habe nicht viel unternommen. Mama war krank und mußte korrigieren. Aber AKAD-Programm haben wir trotzdem gemacht. Die ersten Prüfungsaufgaben sind abgeschickt. Das neue Franz-Heft habe

ich schon durch. Das kann ich gut, besser als Mama. Können Sie Französisch? Ich muß das unbedingt auch sprechen lernen. Das klingt auf der Kassette so melodisch. In Gedanken spreche ich immer mit.
Wissen Sie, was ich überlegt habe in den Ferien? Ich muß mich von Ihnen emanzipieren. Darum habe ich auch nicht geschrieben, was mir schwergefallen ist, denn ich habe immer an Sie gedacht. Ich brauche Sie wohl noch, sonst wäre ich nicht so unruhig, wenn ich an Sie denke.
Eine Schwiegertochter war eben da, und nun will mein Bruder wissen, wie sie mir gefällt. Als ob ich etwas davon verstehe. Ich kann nur feststellen, daß sie Gernot anhimmelt. Aus meiner Sicht ist Gernot schon alt und vernünftig.
Wie soll ich mich mitfreuen, wenn ein Mädchen mir den Bruder wegnimmt?

Dietmar

13. April 86

Lieber Herr Mayer,
meine Therapie macht Fortschritte, auch wenn Sie noch nicht viel merken. Ich werde selbstbewußter, und heimlich tu ich manches, was ich mir öffentlich noch nicht zutraue. Ich mache Ihnen Kummer, obwohl ich Sie so gern habe. Das bedrückt mich. Ich möchte alles bei Ihnen tun, aber es geht noch nicht. Ich bin aber auf dem Wege. Bitte, haben Sie Geduld. Bitte, kommen Sie doch mal zu mir nach Hause. Ich wünsche mir das schon so lange. Mein Mut ist zu

Hause größer, wie Sie denken können. Ich möchte Ihnen auch mal meine Bilder zeigen. Wissen Sie schon, daß mein Vater Ende des Monats nach Indonesien fährt? Ich will nie dahin, weil ich da krank geworden bin. Es muß dort sehr heiß sein. Meine Mama ist dann sechs Wochen mit uns allein. Aber wir kennen das schon. Wir waren schon oft allein. Wenn ich daran denke, daß wir einmal drei Monate allein waren, dann werden wir es wohl schaffen.

Dietmar

20. April 86

Lieber Herr Mayer,
wie kann ich es nur schaffen, daß ich nicht mehr verweigere? Ich will das nicht. Es macht mir Kummer. Manchmal möchte ich deswegen nicht mehr da sein. Sie ahnen nicht, wie ich darunter leide. Was soll man auch mit so einem Menschen anfangen?
Eine Freude habe ich aber: Ich bekomme Besuch von Frau Orff aus München. Sie will mit mir Musik machen. Was die wohl an mir findet? Sie ist von meinen Gedichten so begeistert, daß sie sie Freunden gezeigt hat, und die haben mir geschrieben.
Meine Eltern arbeiten an einer Broschüre über autistische Kinder. Ich habe auch etwas dafür geschrieben. Der Verein will damit für Spenden werben. Ich finde das aber etwas penetrant. Wenn das gedruckt ist, bekommen Sie eine, müssen aber nichts spenden. Ich konnte zum Glück verhindern, daß ein Bild von mir reinkam. Ich lasse mich nicht vermarkten. Aber

ich möchte auch, daß autistischen Kindern geholfen wird. Ich habe ja auch Hilfe bekommen, so daß ich nun alles verstehe.

Dietmar

In der Broschüre stehen folgende Sätze von mir: «Am Anfang war das Chaos, dann kam ein liebender Mensch und brachte Ordnung in das Chaos. Nun verstehe ich die Welt, und ich will, daß andere Autisten auch so weit kommen.
Autisten brauchen Menschen, die ihnen die Welt entschlüsseln.»

3. Mai 86

Lieber Herr Mayer,
heute fuhr mein Vater ab. Morgen ist er in Djakarta. Wir haben ihn alle weggebracht. Rüdiger durfte die Familie fahren. Es ist so komisch, daß Vati sieben Wochen lang weg ist. Meine arme Mutter. Ich muß aufpassen, daß sie nicht zu viel arbeitet.
Das dritte Pensum von AKAD mache ich nun. Algebra habe ich schon fertig. Es ging um lineare Gleichungssysteme mit zwei Unbekannten.
Als ich heute Sonntag in der Kirche Herrn Otto traf, habe ich etwas Häßliches gedacht: Die Herren da oben können mich mal. Daß ich begabt bin, weiß ich. Mama kommt oft gar nicht so schnell mit. Ich bin ein Rivale geworden. Aber die Schule ist mir trotzdem wichtig, vor allen Dingen Sie. Wenn ich

mich einmal überwinden kann, dann bei Ihnen zuerst. Da habe ich am meisten Vertrauen.
Mit der Therapie komme ich wohl weiter. Ich spür es. Manchmal bin ich ganz schön geschafft, wenn ich rauskomme. Ich muß da wirklich ich selbst sein und rauskommen aus meinem Mauseloch.

Dietmar

6. Juni 86

Lieber Herr Mayer,
ich habe lange nicht geschrieben, weil ich keine Zeit hatte. Wegen der Paris-Reise und meiner Erkältung war ich mit dem AKAD-Programm im Rückstand. Nun habe ich schon das vierte Pensum. Es geht immer noch gut, und ich bekomme gute Noten. Aber Mathe ist manchmal ganz schön schwierig.
Manchmal bin ich ganz zuversichtlich, wenn ich von Frau P. komme. Heute auch. Sie findet, daß ich es gut gemacht habe, wie ich aus mir rausgekommen bin. Alles verdanke ich der guten Vorarbeit meiner Mutter. Endlich sieht das jemand. Nun bin ich schon wieder ins Fettnäpfchen getreten. Meine Alte will nicht gelobt werden. Wohl auch autistisch. – Themawechsel wird verordnet. Wissen Sie schon, daß mein Bruder unsterblich verliebt ist? Ich sehe ihn selten. Immer schwebt er im siebten Himmel. Als wir in Paris waren, ist er wohl bei ihr gewesen. Ich sehe schon kommen, daß er uns bald verläßt.
Ich wollte, Mama wäre strenger mit ihm. Mamas Toleranz kennt keine Grenzen.

Hallo, Mr. Mayer! Ruft doch schon wieder eine Autistenmutter an. Wen kann eigentlich meine Mutter anrufen? Die hört immer nur zu. Das fällt mir auf. Aus dem Gespräch entnahm ich, daß eine Lehrerin was anderes von Calw berichtet hat. Sie sind sicher sachlicher. Merken Sie, daß ich viel mitbekomme? Mama muß schon vorsichtig sein. Ich habe den Eindruck, daß es wegen Autisten viel Zwietracht gibt. Mama hat auch viel eingesteckt. Ich finde das alles beschissen. Warum werden wir Autisten immer zu Zankäpfeln?

Dietmar

Die Schule ohne Mayer
ist
wie Suppe ohne Salz.

22. Juni 86

Lieber Herr Mayer,
ich habe einen Haß auf Herrn Krause, immer noch. Als ich heute eine ehemalige Klassenkameradin traf und sie den Namen des verhaßten Lehrers erwähnte, habe ich Rot gesehen. Nicht einmal eine Abschiedsfeier macht er mit denen. Ich habe Glück mit Ihnen. Mit einem Mal ist alles wieder da, Ewald, mein erster Zivildienstleistender, den ich gemocht habe. Er hat mich längst vergessen wie alle anderen auch. Ich vergesse niemanden, der mal für mich wichtig war. Sie werde ich auch nie vergessen.

Dietmar

29. Juni 86

Lieber Herr Mayer,
ich habe eine Matheaufgabe nicht herausbekommen. Nun finde ich keine Ruhe. Morgen muß ich die Aufgaben abschicken. Ich bin wohl doch ein Streber. Wissen Sie, wie man Gleichungssysteme mit drei Variablen löst? Es geht um eine Textaufgabe. Ich habe sonst alles fertig. Interessiert Sie das überhaupt?
Was denken Sie über mich und meine Mutter? Sind wir arme Irre, daß wir uns so plagen?
Wenn ich an meine neue Klasse denke, habe ich Angst. Das ist mal wieder so eine Schwelle. Alle gehen ins Leben, ich bleibe als Last für alle da.
Am Freitag war ich am Ende ganz fertig. Ich kann nicht gut Abschied nehmen. Bald sehe ich die anderen nicht mehr. Und Sie sehe ich auch lange nicht.

Dietmar

23. August 86

Lieber Herr Mayer,
ich halte die Spannung kaum mehr aus. Wie werden die Kinder mich annehmen? Angst macht sich breit. Haben Sie meine Karte aus Granada bekommen? Es war eine tolle Reise, die wir gemacht haben: Wir sind bei Roncesvalles über die Pyrenäen gefahren, dann sind wir den Spuren der mittelalterlichen Pilger nach Santiago de Compostela gefolgt.
Dort feierte man gerade das Fest des heiligen Jakob, dessen Gebeine dort begraben sein sollen. Sagt man.

Ich habe ein Gedicht gemacht. Ich bin auch ein Pilger. Dann ging es weiter nach Portugal. In Lissabon blieben wir mehrere Tage. Während eines Ausflugs nach Sintra ging unser Auto kaputt. War ganz schön schwierig, eine Opelwerkstatt zu finden. Ich war ganz bedient. Abends waren wir noch am Cabo da Roka, der westlichsten Stelle Europas.
Von Lissabon aus ging es in den Alentejo, wo die Menschen arm sind. In Evora gibt es ein Kuriosum. Eine Kapelle ganz mit Gebeinen und Totenschädeln ausgestaltet. Das war gruselig. Ich dachte, daß mehr von uns allen nicht übrigbleibt, auch von H.* nicht, der in den Ferien gestorben ist.
Nach Evora ging die Fahrt weiter in den Süden. Ziel: Algarve. Es wurde eine große Enttäuschung. Alles, wirklich alles ist zugebaut. Da sieht man deutlich, wohin das Profitdenken führt. Wir blieben nur einen Tag und zogen weiter nach Andalusien in Spanien. Die Alhambra in Granada war für mich das schönste Erlebnis.
Die Araber hatten eine hohe Kultur und schufen selten schöne Kunstwerke. Ich habe immer angenommen, daß Muslime rückständig sind.
In Cordoba, von wo aus die Mauren ein mächtiges Reich regiert haben, steht eine große Moschee, in die später die Christen eine Kathedrale gesetzt haben. So ein Unsinn! Ich sehe das eher als ein Symbol für eine mögliche Verständigung an.

* Das war der Chef meiner Mutter und Herr Mayers früherer Lehrer. Er starb überraschend wenige Tage, bevor wir in Urlaub fuhren.

Ich habe viel gelernt und möchte ein arabisches Land kennenlernen, Marokko am liebsten. Wir haben von Algeciras aus die marokkanische Küste sehen können. Ich hatte richtig Fernweh.
Reiseberichte sind für mich wichtig, um das Wichtige vom Unwichtigen zu trennen. Hoffentlich habe ich Sie damit nicht gelangweilt.
Ich freue mich auf Sie und bin froh, daß ich Sie behalte.

Dietmar

Santiago de Compostela

Habe geträumt, ein Pilger zu sein,
der auf dem Wege zum Ziel.
Bin unter Menschen und doch allein
bei diesem sinnlosen Spiel.

Nach Santiago ging man vor Zeiten,
wähnte, das Leben zu finden,
für alle Ewigkeiten
sollte die Sünde schwinden.

Ich wandle auf dem Pilgerweg,
die Türm' von ferne winken,
in Gottes Hand mein Leben leg
ich. Ich will den Kelch austrinken.

August 86

5. September 86

Lieber Herr Mayer,
ich bin im Umbruch. Etwas in mir will raus. Das macht unruhig. Ich will aber wirklich. Bei der Therapie war es Mittwoch ganz spannend. Wer hätte gedacht, daß ich wirklich schon ein junger Mann bin? Ich muß es akzeptieren, kein Kind mehr zu sein. Das fällt aber ganz schön schwer. Ich weiß, daß ich albern bin und die Familie damit zur Verzweiflung bringe. Mama ist schon ganz nervös. Heute war Schule. Da habe ich allein Franz gemacht. Bin nun weiter als Mama. Ich kann gut alleine lernen. Bio habe ich immer allein gelernt. Jetzt habe ich statt Bio Chemie. Das geht abwechselnd. Ich habe ein Semester fertig (sechs Monatspensen). Ich bin begeisterter AKAD-Schüler.

Sonntag. Ich habe zu meiner neuen Klasse noch keine Meinung. Ich warte ab. Jedenfalls sind sie tolerant. Ich meine, ich kann es so aushalten. Die Lehrer scheinen informiert zu sein. Ich spüre weniger Argwohn als früher. Haben Sie mit den Leuten geredet? Lob sei Gott, daß das aufgehört hat, mich argwöhnisch anzugucken. Das macht unsicher. Ich will mich anpassen, so gut es geht. Meine Grenzen kennen Sie ja. Ich merke, daß Sie alles gut verstehen. Das braucht eben Zeit. Ich warte immer noch vergeblich auf einen Hausbesuch. Sie haben meine Bilder (auf Seide gemalt) noch nicht gesehen. Meine AKAD-Hefte möchte ich Ihnen auch gern zeigen.

Bin ich unverschämt, wenn ich so etwas möchte?

Dietmar

21. September 86

Lieber Herr Mayer,
alles scheint aus zu sein. Ich habe mich daneben benommen, nun muß ich das ausbaden. Ich habe viel nachgedacht, und nun ist mir klar, daß Sie mein Lehrer sind und nicht mein Freund.
Ich habe zu viel erwartet. Ein Hausbesuch wäre eine Zumutung. Ich rede nun nicht mehr darüber. Das ist nun klar, ein für allemal. Das habe ich mir abgerungen. Ich muß mich bemühen, daß ich nicht unangenehm auffalle. Wissen Sie, daß ich auch zu Hause aufsässig geworden bin? Ich muß mich doch emanzipieren, sonst bleibe ich ein Baby.

Dietmar

23. November 86

Liebe Frau Orff,
danke für das schöne Buch. Ich mag Hesse. Als Gegengabe ein verspäteter Bericht über unsere letzte Reise und ein Gedicht über Santiago in Spanien.
Ich werde erwachsen. Zum erstenmal freue ich mich auf meinen Geburtstag. Ich will es schaffen. Mein Geist ist nämlich ganz in Ordnung. Meine Absicht ist, das Fernstudium fleißig weiterzubetreiben. Dann habe ich alles gelernt, was man im Gymnasium lernt.

Dietmar

Für Herrn Mayer

Alles Gute kommt in Raten.
Manchmal muß man endlos warten.
Ich verstehe, was ich sage.
Das war immer meine Lage.
Alles Liebe zum Geburtstag
Dietmar

Aus Liebe und Freude
bin ich gewebt,
mit Leid und Trauer
hab ich gelebt.

Ich sah unterwegs
ein tiefes Tal.
Ich stieg in das Dunkel
und spürte die Qual.

Nun leuchtet ein Licht
mit heller Kraft.
Gott gebe,
bald ist es geschafft.
18. 12. 86

1987/1988

11. Januar 87

Lieber Herr Mayer,
ich habe mich so gefreut, daß ich ganz komisch war. Sie mögen mich wohl, das merke ich gut. Ich wollte, daß Sie meine Arbeit anerkennen und loben. Das war mir so wichtig, daß ich schon bald verzweifelt bin. Nun ist alles wieder in Ordnung. Ich kann wirklich nicht leben, wenn keiner anerkennt, daß ich auch etwas leiste. Ich strenge mich so an, damit noch etwas aus meinem verkorksten Leben wird. Wie Sie wissen, muß ich alles nachholen, was ich durch Krankheit versäumt habe. Frau P. kann ein Lied davon singen, wie ich mich mühe. Als ich ein Baby war, gab es einen Einbruch, den ich noch nicht verstehen kann. Alles in der Erinnerung ist Chaos, auch die Liebe, die ich hätte spüren sollen. Meine Mutter hat mich geliebt, aber ich war so unempfindlich und konnte nichts spüren. Wie es genau war, weiß ich nicht. Aber ich bin so schwer behindert, weil ich nicht merken konnte, was um mich herum passierte. Ich erinnere immer nur das eine, Hunger und Schmerzen und Unwohlsein.
Ich habe inzwischen eine Pause gemacht. Da ist was passiert. Mama hat alte Bilder, die ich gemalt habe,

rausgekramt. Nun sollen die aufgehängt werden, damit man meine Entwicklung daran sehen kann. Es ist zum Lachen, wenn man sieht, wie ich gemalt habe. Sie müssen das unbedingt mal sehen. Ich merke selbst, daß ich weitergekommen bin.

Alles Liebe Dietmar

im Januar 87

Liebe Tante Ruthild, lieber Onkel Heinz,
ich bedanke mich für die spannenden Bücher, die Ihr mir geschenkt habt, und für das Geld, das wir mit für die Finanzierung meiner elektronischen Schreibmaschine genommen haben. Auch über den Brief habe ich mich gefreut. Ich muß mich entschuldigen, daß ich so schreibfaul geworden bin. Mein Fernstudium kostet viel Zeit. Aber es macht Spaß, und ich lerne eine Menge. Alle Fächer kommen dran. Ich muß mich in Mathe anstrengen, bei den Logarithmen blick ich noch nicht ganz durch. Aber Englisch kann ich gut, und in Französisch mach ich Fortschritte.

Mit meiner Therapie geht es auch weiter. Ich komme langsam, aber sicher dazu, ein Mensch zu werden, der sich seines Wertes bewußt ist. Da kann mich keiner mehr treten. Doof bin ich nicht, auch wenn es manchmal so aussehen mag. Aus mir wurde alles herausgeholt, was möglich war. Meine Mama hat deswegen einen Orden verdient.

Aber die armen Kinder, die keine solche Förderung bekommen, die landen in der Psychiatrie. Da gibt es einen traurigen Fall, um den sich Mama kümmern will. Den Jungen haben sie kaputtgemacht, so daß er die Leute angreift. Von einem solchen Schicksal blieb ich verschont. Aber ich hatte zeitweise auch so eine Wut auf die Leute, die mich nicht verstehen wollten. Meinen Lehrer in E. hätte ich auch angreifen mögen.

Viele Grüße Dietmar

1. Februar 87

Lieber Herr Mayer,
ich bin ein Fauler geworden, weil ich nicht mehr so viele Briefe schreibe. Das hat aber nichts mit Ihnen zu tun.
Ich brauch viel Zeit für das Fernstudium, was mir wichtig ist. Aber Sie sind mir auch noch wichtig. Ich brauche Sie und die Klasse dringend, um zu lernen, wie man normal miteinander umgeht. Bei der Therapie ist es keine normale Situation. Da muß ich keine Rücksicht nehmen und darf sogar aggressiv sein. Frau P. ist ganz verunsichert, daß ich so wenig aggressiv bin. Dabei habe ich das längst hinter mich gebracht. Mama hat mir viel Gelegenheit gegeben, Aggressionen abzureagieren. Beim Puppenspiel habe ich viel rausgelassen. Nun kann ich sogar so tun, als ob ich aggressiv bin und bin es gar nicht. Mama versteht das auf Anhieb. Ich sage zum Beispiel «alte Schlampe». Dann geht sie und ist nur im Spiel beleidigt.
Ich habe erfahren, daß ein autistischer Junge, dessen

Eltern meiner Mutter bekannt sind, seine Mutter angreift und ihr die Haare ausreißt. Das finde ich ganz schrecklich. Ich war auch mal ganz schön aggressiv. Aber das ist nun vorbei, ein für allemal. Ich bin sicher, daß mir so etwas nicht passieren kann. Eher möchte ich nicht mehr leben, als andere so zu quälen. Aus meiner Aggression ist etwas entstanden, eine Wut zum Lernen, denn das ist Macht. Als ich den Fernkurs noch nicht hatte, habe ich wie wild gelesen und gelernt. Es ging schließlich ums Überleben. Am meisten hat mich geärgert, daß ich in die Praxisstufe sollte. Daher auch die Aggression gegen Ihren verehrten Chef damals.

Dietmar der Faule

8. Februar 87

Lieber Herr Mayer,
wenn ich mich manchmal vertippe, dann müssen Sie das entschuldigen. Ich bin noch nicht so perfekt mit der Maschine. Aber es macht Spaß. Wissen Sie was? Seit ich mit der Maschine schreibe, kann ich nicht mehr gut mit der Hand schreiben. Ich muß aber beides können. Heute habe ich in der Kirche beim Abendmahl neben Herrn Otto (vom Schulamt) gestanden. Komisch, vor Gott ist er auch nicht mehr wert als ich. Das habe ich mir voll Schadenfreude überlegt. Auch Sie sind nicht mehr wert als ich. Langsam werde ich selbstbewußt. Keiner soll mehr das Recht haben, mich zu beleidigen.
Bei meinem Kurs ist in Geschichte jetzt die Französi-

sche Revolution dran. Ich bin damit fast fertig. Eine Aufgabe fordert, daß man untersucht, wie in den verschiedenen Stadien das Gleichheitsprinzip verwirklicht wurde. Das ist ja verrückt, daß Freiheit und Gleichheit nicht gleichzeitig vollkommen verwirklicht werden können.
Wer die absolute Freiheit will, nimmt in Kauf, daß andere in ihrer Freiheit beschränkt werden und damit nicht mehr gleiches Recht haben. Aus der Französischen Revolution hätte doch etwas ganz anderes werden können, wenn nicht der Koalitionskrieg dazwischengekommen wäre.

Dietmar

15. Februar 87

Lieber Herr Mayer,
jetzt weiß ich endlich, wie ich den Rand einstellen muß. Die Maschine hat es in sich. Wenn man nicht aufpaßt, dann läuft sie einem davon. Wie Sie gesehen haben, geht alles ganz leicht. Man darf nicht aus Versehen eine Taste berühren, dann steht was da. Wissen Sie schon, daß donnerstags ein Zivildienstleistender bei mir ist? Der Gerd muß jetzt immer mit mir kochen oder backen. Anfangs hat er sich ziemlich dumm angestellt, aber nun klappt's gut. Wenn er Lust hat, dann geht es auch. Mama hat ihn richtig angeleitet. Sie hat es ihm immer wieder vorgemacht. Gernot macht mit den autistischen Kindern, die er als ZDL betreut, auch praktische Sachen. Er sägt viel mit ihnen und macht zum Beispiel Bilderrahmen.

Mit AKAD allein wäre ich zu einseitig beschäftigt. Aber das mache ich am liebsten. Chemie ist gerade sehr interessant. Sogar Mama kapiert es, was sonst nicht immer der Fall ist.
Ich unterstelle meiner Mama, daß sie nicht die stochiometrischen Berechnungen schafft, denn so weit sind wir noch nicht zusammen gekommen. Ich habe das aber schon gelesen. Kein Wunder, daß ich mich langweile, wenn sie so lange braucht. Das ist allgemein das Problem bei unserer Zusammenarbeit.
Aber ich kann ja froh sein, daß sie es mitmacht. Ich weiß es zu schätzen. Ich finde, daß Lernen Spaß macht. Wenn ich mir vorstelle, daß man mir das alles vorenthalten wollte, dann werde ich wütend. Was denken sich die Leute bloß dabei? Die ganze Rederei über Behinderte geht mir sowieso auf den Geist. Wenn es drauf ankommt, helfen einem nur Leute, die wirklich ein Herz haben und spontan sein können. Ich weiß zu unterscheiden, ob jemand echt ist oder Teilnahme heuchelt. In der Schule gibt es auch solche, die betont freundlich tun, aber nichts ist dahinter.
Sie gehören nicht dazu. Bei Ihnen weiß ich, wie ich dran bin.

Dietmar

22. Februar 87

Liebe Rosmarie,
schon lange ist eine Kachel fertig, die ich für Dich gemacht habe. Ich war nur immer zu faul, einen Brief

zu schreiben. Wie Du siehst, habe ich eine Schreibmaschine. Das ist ein tolles Gerät. Sie hat sogar einen Speicher.

Bei uns ist sonst nicht viel los. Alle arbeiten so vor sich hin. Rüdiger muß am 4. März zur Musterung, worauf er schon lange gewartet hat. Dann kann er endlich seinen Antrag für die Anerkennung als Kriegsdienstverweigerer einreichen. Ich würde auf jeden Fall auch den Kriegsdienst verweigern.

Ich habe eine gute Phase zur Zeit. Mit dem Fernstudium geht es gut voran. Ich schaffe alles gut und bin d...

Das Farbband ist aufgebraucht. Was nun? Ich bin zu faul, um mit der Hand zu schreiben. Aber ich weiß, daß Du noch mehr wissen möchtest. Ich bin nicht mehr so depressiv wie früher, sondern eher glücklich. Mit den Klassenkameraden und Herrn Mayer komme ich gut aus.

Viele Grüße Dietmar

22. Februar 87

Lieber Herr Mayer,

aus alter Gewohnheit auszubrechen, habe ich nicht vor. Darum schreibe ich wieder einen Sonntagsbrief an meinen Lieblingslehrer. Ich komme aber immer wieder auf mein Lieblingsthema, nämlich AKAD. Das Lernen füllt jetzt mein Leben aus, so daß ich keine Langeweile mehr habe. Aber was ich noch mal mit diesen Fähigkeiten anfange, weiß ich selbst nicht.

Es tröstet mich aber, daß mein Bruder Rüdiger, der auch sehr begabt ist, noch nicht genau sagen kann, was er werden will. Ich kann mir dann wohl auch noch Zeit lassen. Schließlich habe ich erst spät zu leben angefangen. Ich bin noch lange nicht 17. Aber schulisch bin ich in der Oberstufe. Das wird Ihren Chef wahnsinnig ärgern, wenn er es mal erfahren sollte. Ich aber lache mir eins ins Fäustchen. Eigentlich ist das alles komisch, daß man Autisten dumm halten möchte. Thema Nr. eins sollte sein, wie man erreichen kann, daß diese Menschen verstehen, was ihnen Angst macht. Ich verstehe nahezu alles. Sogar weiß ich inzwischen, wie Atome aufgebaut sind. Das ist doch alles spannend. Ich habe solche Lust zum Lernen. Wissen Sie, daß es in einer anderen Schule einen Jungen gibt, der nicht lernen darf, nur weil er manchmal ausflippt?
Rinderbraten und Bohnensalat gab es heute, um einmal von etwas anderem zu reden. Jetzt machen die Männer Küchendienst. Mama weigert sich schon lange, das zu machen, wenn sie gekocht hat. Ich finde das lustig. Meine Oma wäre geschockt, wenn sie das wüßte.
Wie halten Sie das mit dem Küchendienst? Sind Sie ein emanzipierter Ehemann? Ich finde, daß Männer auch im Haus helfen sollen.
Eine neue Idee wurde gerade geboren: Mein Radio, ein Geschenk von meinen Paten zur Konfirmation, wird so aufgestellt, daß ich es selbst anstellen kann. Bis jetzt habe ich nur den Kassettenrecorder benutzt. Damit bin ich wieder beim Lieblingsthema AKAD,

denn zu Englisch und Französisch gehören ja Kassetten. Jetzt mache ich aber Schluß, sonst langweile ich Sie.

Dietmar

4. März 87

Lieber Herr Mayer,
das waren aber langweilige Ferien. Nachdem ich ein Pensum fertig hatte, wollte ich nicht gleich weitermachen. Ich habe dann ein Bild gemalt, das inzwischen aufgehängt wurde. Aber die anderen Versuche gingen in den Teich. Beide Brüder sind weg. Rüdiger ist zur Musterung und kommt gar nicht wieder. Warum das so lange dauert, weiß ich nicht. Ich würde so gern mit ihm rausgehen. Morgen hat Gernot Geburtstag. 22 Jahre wird er alt. Ein stattliches Alter. Wie werde ich sein mit 22? Ein Fragezeichen. Es ist so mühsam, erwachsen zu werden.
Ich war inzwischen mit Mama draußen, denn Rüdiger hatte die Nase voll, als er von der Musterung kam. Er ist vielleicht gar nicht tauglich. Und nun ist er sauer, weil dann auch sein Antrag auf Kriegsdienstverweigerung nicht bearbeitet wird. Ich würde auch den Kriegsdienst verweigern. Ich könnte niemals schießen. Feindbilder habe ich auch keine und werde mir auch keine einreden lassen. Meine Brüder haben sich viele Gedanken darüber gemacht. Ich höre dabei gut zu. Ich könnte eine solche Begründung auch schreiben. Nun freue ich mich auf die Schule.

Dietmar

8. März 87

Lieber Herr Mayer,
wieder ist es soweit, ich muß zu Hause bleiben, weil ich zu doof bin, ein Praktikum zu machen. Es stinkt mir gewaltig. Nur die Hoffnung, daß Sie kommen wollen, wenn es reicht, hält mich über Wasser. Auch ich werde was tun. Gernot soll mit mir ein Schreinerpraktikum machen. Ich bin darum genauso zu behandeln wie die anderen Schüler. Bei Gernot müssen sie auch kontrollieren, ob er die Aufsichtspflicht nicht vernachlässigt. Bin ich eigentlich auch versichert? Alles ist doch Mauschelei, was meine Person betrifft. Das beginnt schon damit, daß ich gar nicht körperbehindert bin. Aber bin ich überhaupt jemand? Eigentlich werde ich doch schulisch totgeschwiegen. Bei AKAD bin ich richtig registriert und habe einen Ausweis. Bei Ihnen bin ich nur, weil Sie ein netter Mensch sind und begriffen haben, daß mich sonst keiner will. Aus mir wird keiner klug, und alle gukken mich an, als käme ich von einem anderen Stern, besonders der Chef, der wohl was gegen mich hat. Aber es haben viele etwas gegen Autisten, weil sie so fremd sind. Wenn ich reden kann, möchte ich mit allen reden, deren Vorurteil mich verletzt hat. Sie kommen noch am besten weg und haben nichts zu befürchten. Darum können Sie auch ruhig kommen. Sie werden behandelt wie ein guter Freund, den man erwartet, ohne das Gefühl zu haben, Umstände machen zu müssen.

Gruß Dietmar

Mein Bruder, mein Praktikumschef, hat mich für die Schreinerei begeistert. Ich lernte Schreinerwerkzeuge kennen und übte deren Gebrauch: Schreinerhobelbank, Laubsäge, Fuchsschwanz, Stichsäge, Hobel, Bohrmaschine mit Schrauber, Stecheisen. Ich merkte, daß ich so etwas mag. Gernot war bei der Hilfestellung sehr geschickt.

Was ich alles gemacht habe:

1. Sägen mit der Laubsäge. Die Figur war etwas schwierig. Ich fand die Darstellung albern. Eigentlich hätte ich den Entwurf selbst machen sollen.
2. Bilderrahmen: Leisten mit Fuchsschwanz abgesägt, dann zusammengeleimt.
3. Ein Kantholz gehobelt. Das Holz mußte dafür fest in die Hobelbank eingespannt werden. Ein Hobel ist ein faszinierendes Werkzeug.
4. Mit der Stichsäge haben wir Zwischenwände für ein Puppenhaus zugesägt. Dann wurden die Teile mit dem Schrauber verschraubt.
5. Einlassen von Bettbeschlägen mit Hammer und Stecheisen. Das war die schwerste Aufgabe, weil die Beschläge genau eingepaßt werden mußten.

Ich war mit meinem Praktikum zufrieden, nur hat es mir Probleme gemacht, daß ich den ganzen Tag zu Hause war. Ich geh' lieber in die Schule und laß mich mittags abholen. Aus dem Praktikum gibt es sonst nichts zu berichten. Es gab ja schließlich keine Kollegen und keine Vorgesetzten, mit denen es hätte Schwierigkeiten geben können. Es ging eben ganz familiär zu, und Gernot war mehr Kumpel als Chef. Wir haben uns auch gestritten, weil ich immer schnell eine Pause wollte. Aber dann war Gernot unerbittlich und hat mich angebrüllt, so wie er das wohl in der Lehre selbst erlebt haben mag. Ich muß noch besser arbeiten lernen. Noch brauch' ich zuviel Hilfe.

(21. 3. 87)
Dietmar

29. März 87

Lieber Herr Mayer,
ich wüßte gern, was Sie so an einem Sonntag machen. Ich langweile mich oft. Heute war unser Spaziergang sehr kurz, und danach verzog ich mich mit einem Koller ins Bett. Bei uns herrscht eine bedrückte Stimmung ... Ich spüre die Sorge und bin darum unruhig ... Das Elend wird mir zuviel. Ich kann nicht weinen, das ist es ja. Am Freitag war ich im ...hospital in der Zahnklinik. Am 24. 4. werde ich unter Narkose behandelt. Davor habe ich große Angst. Das sind immer schlimme Augenblicke, wenn man mich festhält. Ich gerate so in Panik. Die Ärzte ahnen ja nicht, was ich alles mitgemacht habe. Wissen Sie das überhaupt? Meine Mutter kann da viel erzählen. Aus der Todesangst komme ich nicht mehr heraus.

Dietmar

5. April 87

Lieber Herr Mayer,
meine Nase läuft entsetzlich. Hoffentlich muß ich nicht krankfeiern. Ich möchte Sie doch wiedersehen. Aber es ging auch ganz gut ohne Sie. Mit Frau Feuser komme ich auch gut zurecht. Ich weiß es zu schätzen, daß zur Zeit keiner gegen mich ist. Ich habe Mitleid mit Michael, dem es in der . . .schule schlecht geht, weil man ihm keinen richtigen Unterricht geben will. Dabei kann er genausogut lernen wie ich. Immer dieses Theater mit den Autisten. Ich habe es wirklich gut, weil ich nicht bei den Schwachen sein muß. Warum meinen so viele Leute, daß Autisten nur Praktisches lernen sollen? Das klappt doch sowieso nicht. Am Ende haben die Kinder gar nichts. Ich möchte nicht auf das verzichten, was ich gelernt habe.
Ich bin privilegiert. Alle anderen aus dem Autistenklub haben es schlechter, weil sie weniger Unterricht bekommen. Ich habe mich früher geärgert, wenn meine Mutter mich unterrichten wollte, heute nicht mehr, das ist das Beste, was ich bekommen habe. Würden Sie, wenn ich mal weg bin, wieder einen Autisten nehmen? Dann könnte ich Michael diesen Tip geben. Das läßt mir keine Ruhe, wie Sie sehen. Wo haben bloß die Leute ihr Herz, die ein Kind dumm halten wollen? Aber solche Sprüche kennen Sie ja schon lange von mir.

Dietmar

3. Mai 87

Lieber Herr Mayer,
wissen Sie, daß ich mich riesig freue auf das Schullandheim? Ich kann es kaum erwarten. Mama soll das auch genießen, sie hat es nötig. Das Abitur wirft seine Schatten voraus. Warum wollen nur so viele bei Mama Prüfung machen? Das ist doch eine Scheißarbeit. Und dann komme ich mit der Mathe, die Mama nur mit Mühe begreift. Kennen Sie eine Polynomdivision? Angeber, sagt Mama. Sie wissen das bestimmt nicht. Wenn wir eine Woche später fahren könnten, hätte ich vorher das 2. Semester fertig. Ich will soviel wie möglich noch schaffen. Heute habe ich schlechte Laune, weil es regnet. Ich muß jetzt ins Bett. Tschüs.

Dietmar

Nach dem Schullandheimaufenthalt schrieb ich an Uwe, mit dem ich zusammen im Zimmer war.

31. Mai 87

Lieber Uwe,
Du hast mir immer geholfen. Das war meine Rettung im Schullandheim. Allein hätte ich es nicht geschafft, weil bei mir alles durcheinandergeht, wenn ich nicht zu Hause bin. Zu Hause geht es besser, da bin ich selbständiger. Ich bedanke mich bei Dir mit einem Buch über Ägypten. Ich glaube, daß ich dich ganz schön genervt habe. Wenn alles klappt, wie ich es möchte, dann bin ich später so selbständig wie Du

und die anderen. Ich gehe in eine Therapie, wo ich lerne, erwachsen zu werden, ein Kunststück, wenn man so krank und schwach war wie ich.

Dietmar

Juni 87

Lieber Dietmar,
Du hast geschrieben, daß Du mich ganz schön genervt hast. Manchmal schon, aber es machte mir Spaß, Dir zu helfen. Was soll das eigentlich, so unselbständig bist Du gar nicht. Du schaffst es sicher mit Hilfe Deiner Elternn und der Therapie, so selbständig zu werden wie ich.
Es würde mich freuen, wenn Du mir öfters schreiben würdest.

Uwe

9. Juni 87

Lieber Herr Mayer,
endlich sollen Sie mal wieder etwas von mir zu lesen bekommen. Ich bin vorher nicht dazu gekommen. Den neuen Campingbus haben Sie ja schon gesehen. Da haben wir lange suchen müssen, bis wir den gefunden haben. Mein Refugium wird das Zelt auf dem Dach sein. Pfingsten auf dem Hohen Knüll, wo ein Zöller-Familientreffen stattfand, habe ich das Dach ausprobiert. Da oben ist es prima. Wenn wir nach Marokko fahren, will ich alleine schlafen und mir meine Gedanken machen. Ich freue mich so auf die

Reise. Camping ist Klasse. Beim Familientreffen habe ich alles mitgemacht und wurde entsprechend gelobt. Alle denken immer, daß Behinderte nichts aushalten. Eine Tante hat bei einer Wanderung schlappgemacht. So etwas kann mir nicht passieren. Komische Verwandte habe ich kennengelernt. Ein Vetter meines Vaters war mal Seemann und spinnt unaufhörlich Seemannsgarn. Er hat sich bekehrt, und nun darf man in seiner Gegenwart nicht mehr trinken und rauchen. Ich habe darum literweise Mineralwasser getrunken.
Gespielt haben wir wie kleine Kinder. Mama mußte beim Pfänderspiel einen Purzelbaum machen. Das wird in die Familiengeschichte eingehen. Es ging sehr laut zu, und ich mußte mir die Ohren zuhalten. Nun wissen alle, was mit Zöllers Dietmar los ist.

Dietmar

21. Juni 87

Lieber Herr Mayer,
ich liebe das Leben wie nie zuvor, ob Sie es glauben oder nicht. Ferienpläne haben mich noch nie so beflügelt wie im Augenblick. Wenn es doch erst so weit wäre. Das ist so aufregend, wenn man in ein Land fährt, das einem anderen Kulturkreis angehört. Ich stelle mir vor, wie in Marokko die Frauen verschleiert gehen. Stellen Sie sich mal meine Mama verschleiert vor. Das gäbe ein gutes Fotomotiv. Die Frauen brauchen dann keine Farbtöpfe mehr. Ich werde einen Reisebericht machen und Bilder sammeln.

Rüdiger geht zum 1.8. nach M. zum Zivildienst. Schlimm für mich und Mama. Dann kann uns keiner mehr bei Franz helfen. Rüdiger ist so gut. Er will einen Kurs Franz belegen, um ein Übersetzerdiplom machen zu können. Ich strebe auch an, so gut Franz zu lernen, daß ich mal Übersetzungen machen kann. Ich habe jetzt mit Franz II angefangen.
Was ist eigentlich mit E.? Treffen Sie Herrn Krause? Einen schönen Gruß, und ich schreibe immer noch, wie es mir gefällt und was auf meinem Mist gewachsen ist. Oder erzählen Sie ihm, daß meine Mutter sich mit großer Mühe und noch größerem Aufwand noch einmal unter meinem Namen auf die Reifeprüfung vorbereitet. Sie hat ja wohl Reife nachzuholen, wenn sie immer meine Aufsätze geschrieben hat. Ich hasse Herrn Krause immer noch.

Dietmar

28. Juni 87

Lieber Herr Mayer,
noch eine Woche, dann geht es los. Die Vorbereitungen sind gemacht. Sogar eine Toilette wurde angeschafft. Gernot macht noch eine Kiste dafür. Wenn ich mir das vorstelle, dann muß ich lachen. Wo gehen Sie hin? Selbstverständlich werde ich Ihnen schreiben. Ich habe es in diesem Schuljahr besonders gut gehabt, keine zickigen Lehrerinnen und keine grobschlächtigen Lehrer. Man läßt mich gewähren, und das ist gut so. Wenn ich nächstes Jahr entlassen werde, steh' ich anders da als vor einem Jahr. Dann habe

ich voraussichtlich vier von fünf Kursen. Dann kann mich wohl keiner mehr für schwachsinnig halten, auch Ihr großartiger Chef nicht. Ich finde schon noch einen Weg, vielleicht. Aber ich muß mich gewaltig anstrengen. Bei Frau P. muß es vorangehen, sonst wird das zu teuer, und meine arme Mama arbeitet nur noch für mich. Ich habe eine Strategie; Sie werden es noch erfahren, bevor Sie alt und klapprig sind.
Ich
bin
in
einer
Stimmung,
wo ich alle hasse, die Autisten für schwachsinnig halten. Die sind oft nur nicht genug gefördert worden. Ich kenne seit einiger Zeit einen Jungen, den mein Bruder betreut und manchmal mit zu uns bringt. Der sieht gar nicht dumm aus, redet aber nur dummes Zeug, bei jeder passenden und unpassenden Gelegenheit: «Ich will ordentlich sein» oder «Ich bin ordentlich.»
Das kann nicht sein, daß man dem nichts beibringen kann.
Meine Brüder sind nun bald beide bei Behinderten tätig. Ich glaube, das hat etwas mit mir zu tun, daß die so etwas wollen und können. Das freut mich, weil ich merke, daß mein Leiden etwas Gutes bewirkt hat. Früher habe ich manchmal gedacht, daß alles sinnlos ist. Wenn meine Behinderung einen Sinn hat, dann bin ich mit meinem Schicksal versöhnt. Sehen Sie einen Sinn im Leben Ihrer Schüler? Oder

gucken Sie auch nur nach Leistung? Lohnt sich Ihrer Meinung nach der Einsatz auch für Leute ohne Aussicht auf Leistung in einem anerkannten Beruf? Das interessiert mich so. Ich halte doch von Ihnen so viel und denke immer, daß Sie anders sind als andere.

Dietmar

Eine Rundreise durch Marokko im Juli 87

Es war spannend, als die Fähre in den Hafen von Tanger einlief. Keiner wußte, was nun passieren würde. Gab es Kontrollen? Würden wir den Campingplatz finden? Schließlich war es schon spät, und die Dunkelheit brach herein. Als wir alle Kontrollen passiert hatten, staunten wir nicht schlecht über das Straßenbild, das sich uns bot: Verschleierte Frauen gibt es wirklich, merkte ich. Ich hatte das für einen Witz gehalten. Es war ein Getümmel auf der Straße. Man kam kaum durch mit dem Campingbus.

Unser erster Campingplatz lag am Meer und hatte noch Brunnen, aus denen man das Wasser mit Eimern schöpfen mußte. Ein Stromgenerator lief die halbe Nacht und machte einen Höllenlärm. Wir konnten nicht schlafen.

Am nächsten Tag ging es weiter nach Meknes, der alten Königsstadt. Am Campingplatz erwarteten uns schon junge Leute, die sich als Führer anboten. «Mohammed guter Führer», pries sich ein junger Marokkaner an. Mit Führern sollten wir noch etwas erleben. Mohammed entpuppte sich als Teppichhändler.

Er führte uns in das Geschäft in der Medina, in dem wir von seinem Vater und drei Brüdern aufs herzlichste begrüßt wurden. Ich wurde vom Vater, der eine kostbare Djellabah trug, mit einem arabischen Segensspruch bedacht. Dann gab es den typischen Pfefferminztee, der mit frischen Blättern aufgebrüht wird. Wir saßen über eine Stunde in gemütlicher Runde, bis wir am Ende einen Teppich davontrugen. Das Verkaufsgespräch war bühnenreif, ein Spiel mit offensichtlich festen Spielregeln, die meine Eltern aber durchschauten. Sie spielten mit, weil sie meinem Bruder und mir dieses Erlebnis zugedacht hatten. Sie kannten das Feilschen um den Preis von anderen Märkten.

In Meknes habe ich am meisten erlebt. Da war alles fremd und ungewöhnlich. In den anderen Städten war es dann nicht mehr so aufregend.

Einen Ausflug machten wir von Meknes aus nach Mulai Driss, einem islamischen Wallfahrtsort. Wer fünfmal nach Mulai Driss pilgert, erspart sich die Wallfahrt nach Mekka. Früher durften Ungläubige diesen Ort gar nicht betreten. Bis heute gibt es dort kein Hotel oder einen Campingplatz. Fremde sollen nicht über Nacht bleiben. Man konnte nicht viel sehen, weil uns die heiligen Stätten nicht zugänglich waren. Bei besonderen Anlässen kommen die Pilger in Scharen, die die Stadt gar nicht fassen kann. Die Hügel rund um den Ort sollen dann mit den Zelten der Pilger bedeckt sein.

Fes war auch ein besonderes Erlebnis. Ahmed, unser Führer, mußte sich sehr anstrengen und sich mit einem offiziellen Führer auseinandersetzen, bevor er zu uns ins Auto steigen durfte. Er führte uns dann zuerst in eine Keramikfabrik. Ein alter Mann an einer Töpferscheibe zeigte uns, wie man verschiedene Gefäße töpfert. Die Geschicklichkeit des Mannes habe ich bewundert. Aber dann kam ich nicht mehr aus dem Staunen heraus. Da arbeiteten doch tatsächlich Kinder von sechs Jahren aufwärts. Keines lachte. Sie waren alle ernst und wirkten traurig und alt. In einer anderen Werkstatt waren kleine Mädchen mit Teppichknüpfen beschäftigt. Das ist eine hohe Kunst, die seit alters her von den Frauen und Mädchen gepflegt wird. Eigentlich sind die Teppiche viel zu billig, wenn man betrachtet, wieviel Handarbeit dafür nötig ist.

Bei einem Schreiner in der Medina konnten wir auch zugucken, wie kleine Jungen schöne Arbeiten machten. Ich war beeindruckt und habe nur noch gestaunt. In der Färberei, wo das Leder verarbeitet wird, stank es entsetzlich. Ein ekliges Geschäft. Ich war froh, als wir wieder draußen waren in den engen Gassen, in denen man aufpassen muß, daß man nicht von einem vollbepackten Esel an die Wand gedrückt wird. Hier in der Medina scheint die Zeit stillzustehen. Alles ist, wie es immer war, und es gibt keine Veränderung. Die Menschen wirken aber nicht unglücklich. Alles ist, wie es ist und wie Allah es will.

Der Islam bestimmt in Marokko das Leben. Fünfmal am Tag ruft der Muezzin vom Minarett der Moschee zum Gebet. Die Leute sind fromm. Aber uns lassen sie nicht in ihre Moscheen gucken. Ein Führer gab uns dafür eine plausible Erklärung: Während der Kolonialzeit sind immer wieder Franzosen in die Moscheen eingedrungen und haben sich ausgetobt und Alkohol getrunken. Kein Wunder, daß man die Ungläubigen fernhalten will.

Daß wir in die Sahara kommen würden, hatte ich vorher nicht gewußt. Ich war begeistert, als meine Eltern Erfoud anstrebten. Die Hitze wurde immer unerträglicher im Auto. Die Zunge klebte am Gaumen. Als wir den Campingplatz, eine alte Karawanserei, erreicht hatten, wurden wir sofort auf deutsch angesprochen. Ein Einheimischer wollte uns in die Sandwüste führen. Aber wir wollten erst duschen und etwas essen. Um 17.30 Uhr ging es dann los. Am Anfang gab es ja noch gebahnte Wege, aber dann fuhren wir ohne Weg und Steg durch die Wüste bis zu den Sanddünen.

Aus meiner Erwartungsfreude wurde Angst, je weiter wir vordrangen. Dann passierte es. Wir saßen fest. Nichts ging mehr. Der Marokkaner, der von sich behauptete, den Weg im Dunkeln finden zu können, blieb ruhig; ich aber hatte die Nase voll. Eine Straße mußten wir bauen aus lauter Steinen. Aber das Auto lief nicht. Angstschweiß in der ohnehin heißen Sahara. Sollten wir hier kampieren müssen? Ich habe den Marokkaner kurzzeitig gehaßt. Dann große Freude. Wir kamen frei. Ich war überwältigt.

Im Hohen Atlas, wohin uns die Reise zweimal führte, auf der Hinfahrt in die Sahara und auf der Rückfahrt, wohnen die Menschen in Kasbahs, das sind befestigte Wohnanlagen, die sich oft auf einer

Anhöhe befinden. Man sieht über Mittag kaum Menschen. Sie bleiben wohl wegen der Hitze in ihren Festungen. Nur Kinder trifft man auf den Straßen an. Sie belagern die Fremden und betteln um Dirhams. Sie lassen sich nicht einmal umsonst fotografieren. Sie machen schon als Kinder zweifelhafte Geschäfte. Ich wollte etwas Gutes tun und bat meine Eltern um einen schönen Stein, den ein Kind in der Sonne funkeln ließ, um Käufer anzulocken. 25 Dirham haben wir dafür bezahlt. Aber wir mußten feststellen, daß man uns betrogen hatte. Die Kinder hatten den Stein angemalt. Aber er sah ganz echt aus.

In Marrakesch, wo die meisten Touristen hinkommen, kann man kaum einen Schritt tun, ohne belästigt zu werden. Die Leute sind aufdringlicher als anderswo. Mohammed ließ uns keine Ruhe und folgte uns, obwohl wir deutlich gesagt hatten, daß wir keinen Führer brauchen, weil wir uns schon auskennen. Aber er ließ sich nicht abwimmeln, auch nicht, als wir uns in einem Park auf eine Bank setzten. Mohammed stammt aus Ouarzazate und hatte dort angeblich eine Frau und zwei kleine Mädchen. Er brauchte Geld für Kaffee und Tee, um seiner Schwester, bei der er wohnte, eine Freude zu machen. «Mohammed schönster Führer», sagte er einmal. «Suk der Färber, Place Djemaa el Fna, alles für 10 Dirham.» Wie konnten wir da alleine weitergehen?

Wir besuchten den berühmten Platz Djemaa el Fna. Es war Abend, und wir konnten es nun aushalten. Tagsüber war die Hitze unerträglich gewesen. Dieser Platz hat es in sich. Man kommt aus dem Staunen nicht mehr heraus. Vor einem Schlangenbeschwörer blieben wir fasziniert stehen. Es war wie in einem Märchen aus Tausendundeiner Nacht. Der Mann, der die Flöte blies, sah aus wie ein Medizinmann. Plötzlich stand er auf, ging, eine Kobra um den Hals geschlungen, geradewegs auf meinen Vater zu. Er nahm die Schlange und legte sie meinem Vater um den Hals. Dann wollte dieser Zauberer auch noch 50 Dirham dafür.

Auf der Rückreise fanden wir bei Tanger einen so schönen Campingplatz, daß wir uns entschlossen, zwei Tage zu bleiben, um uns auszuruhen. Abends gingen wir an den Strand und blickten nach Spanien. Vor einem Jahr hatten wir in Spanien am Strand gestanden und sehnsüchtig nach Marokko rübergeschaut. Ich bin froh, daß ich das alles erlebt habe. Meine Sehnsucht richtet sich nun auf andere Länder. Reisen ist eine Bereicherung und läßt einen spüren, daß man nur ein unbedeutender Mensch ist auf dieser großen Erde mit den vielen Menschenschicksalen.

16. August 87

Lieber Herr Mayer,
ich habe Ihnen etwas aus Fes mitgebracht.
In der Fabrik, wo die Keramik hergestellt wird, arbeitet man noch mit der Töpferscheibe. Auch Kinder arbeiten den ganzen Tag. Der Aschenbecher hat einen Trick. Die Asche fällt nach unten, und keiner sieht, wenn es die 20. war. Ich fand das so passend für Sie.

Vorsicht, ich habe Saharasand reingefüllt. Haben Sie die beiden Karten bekommen? Keine Antwort bis jetzt.
Meinen Reisebericht dürfen Sie auch der Klasse zeigen. Wollen Sie ihn zu Hause in Ruhe ansehen?
Ich habe noch einen schönen Bildband von Marokko.
Soll ich den auch mal mitbringen?
Ich muß mich jetzt wieder an Ordnung gewöhnen. Bei uns war viel los nach dem Urlaub. Meine Großeltern waren da. Ich komme dann zu kurz, weil Mama sich um die Gäste kümmern muß. Morgen beginnt auch wieder die Therapie, Gott sei Dank. Es hat sich soviel angestaut.

Dietmar

13. September 87

Lieber Herr Mayer,
gleich fährt Rüdiger wieder nach M. Wir bringen ihn, weil er so viele Sachen mitnimmt. Ich habe Probleme damit. Wenn er doch noch bleiben könnte.
Gestern hatte ich ein schlimmes Erlebnis. Gernot und Rüdiger sind mit mir zum Trimmpfad gefahren. Wir haben viel Spaß gehabt. Da kamen plötzlich zwei Jogger, mit fanatischem Ehrgeiz in den Augen. Ich stand wohl im Wege, tolpatschig wie ich manchmal bin. Da faßt mich der eine wütend am Kragen und schleudert mich an die Seite. Wir guckten ihnen verblüfft nach. Später trafen wir sie noch einmal. Wie gehetzte Hunde kamen sie näher. Und wieder war ich im Weg. «Geh, Kasper», schrie mich der ältere

haßerfüllt an und zerrte mich weg. Da hätten Sie mal meinen Bruder Gernot erleben sollen. Er, ein rechter Muskelprotz, stellte sich den Männern in den Weg und schrie sie an: «Was bilden Sie sich eigentlich ein, der Junge ist behindert!» Das schlug ein wie eine Bombe. Überraschte Gesichter. «Entschuldigung» – und schnell waren die Sportler weg. Ich war gekränkt, aber stolz auf meinen Bruder.

Dietmar

20. September 87

Lieber Herr Mayer,
heute kam eine Bekannte von uns und wollte meinen Reisebericht anschauen. Da dachte ich, daß ich mal mahnen müßte, daß Sie ihn mir wiedergeben. Ich möchte selbst das auch nochmal angucken. Haben Sie gedacht, ich habe alles im Kopf? Irrtum. Jetzt erst könnte ich aus dem Abstand etwas Gutes schreiben. Reisen macht einen doch wohl reifer.
Am Freitag war es anstrengend für mich. Mit fremden Kindern kann ich nichts anfangen. Das überfordert mich noch. Ich erkenne zuviel und bin dann verunsichert.
Bei meiner Klasse ist das inzwischen vorbei. Wissen Sie, daß ich froh bin, daß die Klasse noch ein Jahr bleibt? Das beruhigt mich. Wie kommt es, daß so etwas beschlossen wurde?
Gleich geh ich noch zu Freunden, die uns eingeladen haben. Bei denen bin ich auch ein gerngesehener Gast. In der Regel bleiben meine Eltern zu Hause,

meinetwegen, und das finde ich beschissen. Entschuldigung für das schmutzige Wort. Bin ein Klotz am Bein und möchte es nicht mehr sein. Meine Kraft muß sich noch steigern, so reicht's noch nicht.

Dietmar

11. Oktober 87

Lieber Herr Mayer,
ich habe keine Zeit mehr, regelmäßig zu schreiben. Der Tag geht immer so schnell rum. Eben waren wir spazieren, und nun wird es schon dunkel. Wir haben Bastelmaterial gesammelt: Disteln, trockene Gräser, Erlenzapfen usw. Das soll für die Bastelstube bei der Freizeit in Böblingen sein. Ich mach ja alles mit, aber dahin geh ich nicht. Mir reichen die Autisten, die Gernot ins Haus bringt. Ortwin ist oft bei uns. Am Donnerstag war er auch dabei, als Gerd mit mir gebacken hat. Da hat dieses Rindvieh tatsächlich Gerd in die Backe gebissen. Können Sie sich das vorstellen? Ich bin ja auch komisch, aber das kann ich nicht nachvollziehen. Gernot hat er auch schon mal in den Arm gebissen, so daß es blutete. Ich glaube, diese Störung hat mit Autismus wenig zu tun. Das ist dumm und ungezogen. Bin ich etwa arrogant, wenn ich das behaupte? Ich bin glücklicherweise streng erzogen worden. Sonst wäre ich heute auch so ein Chaot.

Dietmar

8. November 87

Liebe Frau Orff,
ein wunderschönes Buch haben Sie mir geschickt. Ich kenne viele Orte, die abgebildet sind. Daß Sie das noch wußten, daß ich eine solche Reise gemacht habe! Spanien kenne ich jetzt schon ganz gut. Wissen Sie, wohin ich nächstes Jahr will? In die Türkei. Das ist mein großer Traum. Meinen Bericht über Marokko will ich Ihnen ausleihen, denn offensichtlich haben Sie Interesse an unseren Reisen. Ich verreise so gern. Seit wir einen Campingbus haben, spinne ich immer vom Reisen. Die Erde ist so schön und interessant. Alles möchte ich kennenlernen. Wenn ich könnte, würde ich auch mal fliegen. Aber da habe ich Angst. Warum, weiß ich auch nicht. Schließlich wurde ich ja als Baby von Indonesien nach Deutschland gebracht. Heute abend gehe ich ins Konzert. Das macht mir auch Spaß. Mein Bruder Rüdiger, der zur Zeit Zivildienst macht, ist an diesem Wochenende zu Hause. Ich vermisse ihn sonst sehr. Gernot wohnt während seines Zivildienstes zu Hause und betreut Autisten. Beide Brüder haben ein Herz für Behinderte. Ich mag beide sehr. Rüdiger ist der Intelligente, Gernot der Praktische, mit allen Wassern gewaschen.
Ich bedanke mich herzlich für das Buch und den lieben Brief.

Dietmar

9. November 87

Lieber Herr Mayer,
seit meinem schlechten Benehmen bin ich mir bewußt, daß ich Sie enttäuscht habe. Wenn ich immer könnte, wie ich möchte, wäre ich gesund. Das bin ich aber noch lange nicht. Ich weiß das genau und mache mir nichts vor. Wenn ich ausflippe, dann bin ich nach wie vor im Streß. Zu Hause krieche ich dann unter die Bettdecke und schicke sogar meine Mama weg. Das ist wohl wirklich nicht reparabel, das mit den kaputten Nerven. Daran kann auch Frau P. nichts ändern. Trotzdem hilft mir die Therapie. Ich werde eine unverwechselbare Person, die mit Grenzen leben muß. Ich bin mir meines Wertes wohl bewußt. Wenn ich zum Beispiel erlebe, wie beschränkt viele Menschen im Denken sind, einschließlich manche Lehrer, dann lache ich innerlich und denke mir mein Teil. Anerkennung ist das halbe Leben. Wenn ich anerkannt werde, dann kann ich mein Leben ertragen. Und da gibt es Ansätze, die mir guttun. Ich habe schon mehr geschrieben und gemalt als alle in meiner Klasse zusammen. Sag keiner, ich sei nicht produktiv, aber eben in anderer Weise, als man es von mir erwartet. Ich weiß, daß meine Leistungen über dem Durchschnitt liegen. Das gibt mir Selbstbewußtsein.

Dietmar

28. November 87

Lieber Dietmar,
große Freude über Dein Buch, «druckreif». Ich bewundere Deine Beobachtungsgabe und Ausdruckskraft in der Sprache, «ökonomisch», kritisch und poetisch. Einfach toll!
Ja, mit dem Fliegen ist das so eine Sache, ich bin sechsmal nach California und zurück; ich gewöhnte mich daran und hatte immer gute Flüge. Aber immer mehr Menschen fliegen durch die Luft, es wird entsetzlich unpersönlich. – Türkei – ein schönes Ziel. Bald schicke ich das Buch zurück. – Euch allen einen friedlichen und schönen Advent.

Deine G. Orff

8. Dezember 87

Lieber Herr Mayer,
zum Geburtstag alle guten Wünsche. Wieder ist ein Jahr vergangen. Wir sind mal wieder ein Jahr weitergekommen. Ich bin immer noch der Meinung, daß ich Glück hatte, bei Ihnen bleiben zu können. Danke für alle Mühe und alles Verständnis. Ich habe am Sonntag ein Bild für Sie gemalt. Ich bekam zum Geburtstag neue Seidenmalfarben von meiner Oma. Die sind nicht so leuchtend wie meine alten, aber für Aquarelle gut geeignet. Ich habe entdeckt, wie man die Farbtöne, die im Atlas vorherrschen, mischen kann. Mein Geburtstag war gut. Uwe hat wesentlich dazu beigetragen. Ich hatte ja noch nie einen Freund. Ich weiß nun, wie schön das ist. Wenn Uwe mal

wiederkommt, will er sehen, wie ich male. Am Sonntag hätte er viel Geduld gebraucht, denn der erste Versuch ging daneben. Künstlerpech. Kann ich noch einmal mit einem Besuch meines geplagten Lehrers rechnen? Das wäre so schön.

Dietmar

Keine Zukunft?

Aus Liebe geworden,
zur Freude bestimmt.
So sagt man,
wenn einer das Leben annimmt.

Es ist eine Lüge.
Ich spürte es bald.
Ich kämpfte ums Leben.
Ich fühlte mich alt.

Krankheit ist Schwäche.
Ich gab manchmal auf.
Was bringt mir die Zukunft?
Wie wird mein Lebenslauf?

Februar 88

Zukunft? Zukunft!

Zukunft ist ein großes Wort
für die Starken und Gesunden.
Sie suchen alle immerfort
ein Ziel, bis sie's gefunden.

Krank und schwach soll niemand sein,
wenn alle glücklich hoffen.
Ich quälte mich und seh nicht ein,
was mich so hart getroffen.

Ich habe einen Traum geträumt
von Liebe, Glück und Frieden.
Ich sah, was ich bisher versäumt.
Ich wurd nicht mehr gemieden.

Februar 88

Ein autistisches Kind

Als ich ein Kind war, den Meinen gegeben,
hielt ich's nicht aus und haßte das Leben.
Ich konnte nicht lernen, das merkte man bald.
So lag ich im Käfig und fand nirgends Halt.

Ich fühlte nur Kälte, wenn Liebe mich wärmte.
Ich sah in dem Bruder die Bestie, die lärmte.
Ich wollte allein sein, vom Chaos befreit.
Wenn andre sich freuten, brachte ich Leid.

Ich weiß noch, wie einmal die Mutter sich mühte,
mich flehentlich ansah mit Blicken voll Güte.
Ich konnte nicht anders als über Mauern springen.
Ich wollte sie trösten. Gott gab Gelingen.

März 88